W0191904

KLAUS-DIETER WEBER

Weg da mit dem Kind

Erlebnisse eines
Missionsarztes
in Pakistan

Daniel

1. Auflage 2022
© Daniel-Verlag
Gewerbegebiet 7, 17279 Lychen
www.daniel-verlag.de

Satz: Julia Klaewer
Umschlag: Lucian Binder, Marienheide
Druck und Bindung: Adverts, Lettland
Lektorat: Marisa Wiens, Dr. Detlef Blöcher

ISBN 978-3-945515-69-3

Inhaltsverzeichnis

———

Dies ist ein authentischer Lebensbericht. Nichts ist hinzugedichtet oder frei erfunden. Aus Sicherheitsgründen sind allerdings **sämtliche Namen geändert** worden.

Alle mit einem Sternchen * versehenen Begriffe sind im Anhang erläutert.

Alle Bibelstellen sind nach der Elberfelder Übersetzung (CSV Hückeswagen) zitiert, wenn nicht anders angegeben.

———

Vorwort

Geschichte, sei es Weltgeschichte, Missionsgeschichte oder die Biographie eines Menschen, setzt sich zusammen aus unzähligen Erlebnissen und Begegnungen mit Menschen.

Dr. Klaus nimmt uns mit seiner unvergleichlichen Erzählgabe in die Geschichte und Geschichten eines spannenden Lebens hinein. Dabei gelingt es ihm zu zeigen, dass diese vielen einzelnen Ereignisse – von pränatal bis zum erfahrenen Chirurgen – so von der liebenden Phantasie Gottes geprägt sind, dass ein faszinierendes Bild eines Buches entsteht, das mit unsichtbarer Feder von Gott geschrieben ist.

Nicht nur Leser mit Interesse an Medizin oder Mission werden bei diesem Buch auf ihre Kosten kommen, sondern jeder, der sich in den Wirrungen seines Lebens manchmal fragt: „Gott, was soll das?"

———

Günther Beck,
Missionsleiter der Deutschen Missionsgemeinschaft, Sinsheim

5

Mit Gott wollen wir Mächtiges tun!

PSALM 60,14A

Prolog

Ganz, ganz weit entfernt dringt ein Geräusch an mein Ohr. Ich will es abschütteln, aber es wird unerbittlich lauter und lauter. Aus den tiefsten Träumen heraus muss ich erkennen: Das ist schon wieder das Telefon, Schluss mit Schlafen. Den ersten Impuls, das Telefon an die Wand zu schmeißen, kann ich noch unterdrücken. Schließlich muss ich erst aus dem Moskitonetz krabbeln, um den Hörer abzunehmen. Dann aber bin ich wach genug, um mit Gelassenheit der Realität zu begegnen. Es ist zwei Uhr in der Frühe.

Der Kreißsaal ruft an.

„Fetal distress*" ist die Diagnose. Bei einer Geburt geht es nicht vorwärts. Die Herzfrequenz des Kindes ist unter eine bedrohliche Marke gesunken. Wenn nicht sofort ein Kaiserschnitt gemacht wird, wird es nicht überleben.

Alles muss nun im Zeitraffer geschehen. Ankleiden, zum Krankenhaus laufen, kurzer Ultraschall. Die Mutter ist nicht in der Lage, die 20 Meter vom Kreißsaal in den OP zu laufen, eine Trage zu holen ist zu zeitaufwendig. Auf meinen Händen trage ich sie in den OP, lege sie auf dem OP-Tisch ab. Händedesinfektion im Vorbeigehen, OP-Kittel und Handschuhe werden in Sekundenschnelle übergestreift, während die Spinalanästhesie* gesetzt und der Bauch desinfiziert wird. Noch während die Anästhesieschwester mit der Patientin betet, beginne ich die Operation. Im Eiltempo werden die einzelnen Schritte durchlaufen, und nach kurzer Zeit halte ich das Kind in den Händen. Alle sind gespannt: Hat das Kind überlebt?

Ja, das Kind bewegt sich, und nach einigen spannenden Augenblicken tut es seinen ersten Atemzug. Spürbares Aufatmen im nächtlichen OP: Die Eile hat sich gelohnt.

Dies ist eine von vielen Begebenheiten, die man als Missionsarzt erlebt. Dieses Buch nimmt uns hinein in eine uns fremde Welt mit unglaublichen menschlichen und medizinischen Herausforderungen. Es ist aber kein Arztroman, geschweige denn ein medizinisches Fachbuch, sondern ein authentischer Lebensbericht.

Es ist ein Bericht darüber, wie Gott Menschen dafür vorbereitet und befähigt, die Botschaft seiner Liebe auch in Gegenden zu tragen, die schwierig zu erreichen sind. Nichts in diesem Buch ist frei erfunden oder hinzugedichtet, lediglich die Namen sind geändert worden. Es soll auch nichts beschönigt werden. Das Klischee von einem Missionsfeld, auf dem es keine menschlichen und geistlichen Schwierigkeiten gibt, wird nicht genährt. Deshalb wird auch freimütig von Schwierigkeiten und Misserfolgen berichtet.

Dennoch soll dieses Buch Mut machen: Mut, Gott auch und gerade in schwierigen Lagen bedingungslos zu vertrauen. Mut, die eigenen Fähigkeiten in den Dienst für Gott zu stellen. Mut, Mission zu einem zentralen persönlichen Anliegen zu machen. Mut, freudig mitzumachen, gleichgültig, ob als Beter hinter den Kulissen oder als Frontkämpfer vor Ort.

Kann es losgehen?

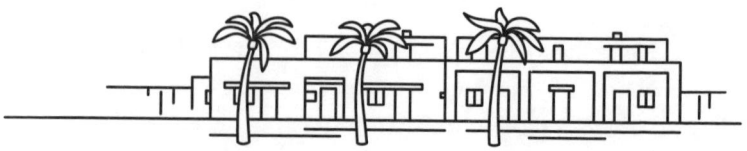

Ja, mit ewiger Liebe
habe ich dich geliebt,
darum habe ich dir
fortdauern lassen meine Güte.

JEREMIA 31,3

Weg da mit dem Kind

„Weg da mit dem Kind!"

Durchdringend schallt der Befehl aus dem Mund des Arztes am anderen Ende des Kreißsaals durch den Raum. Die Mutter hat aufgeschrieen, als die Hebamme ihr das Neugeborene auf den Bauch gelegt hat. Es ist blauschwarz angelaufen, offensichtlich leidet es unter einem erheblichen Sauerstoffmangel.

„Weg da mit dem Kind!" Das sind die ersten Worte, die das neugeborene Baby in seinem Leben zu hören bekommt. Zum Glück kann der kleine Junge die Worte noch nicht verstehen und auf sich beziehen, sonst würde es um sein Selbstbewusstsein schlecht bestellt sein. Es ist jedoch niemand anders gemeint. Die Mutter soll es in diesem Zustand nicht sehen.

Das Kind wird medizinisch versorgt – und überlebt. Denn Gott hat einen bestimmten Plan für sein Leben. So geschehen in einer Industriestadt im Ruhrgebiet in den 50-er Jahren des vergangenen Jahrhunderts.

––––––––

„Weg da mit dem Kind!" denkt sich über ein halbes Jahrhundert später eine verzweifelte Frau in einem erzkonservativen Gebiet in Pakistan, deren Tochter in einem kleinen christlichen Krankenhaus gerade ein uneheliches Kind zur Welt gebracht hat. In der herrschenden Schamkultur ist die Familienehre durch dieses Ereignis unweigerlich in den Schmutz gezogen. Eben hat sie von den Hebammen das gesunde neugeborene Mädchen übergeben bekommen. Weil sie den Frauenbereich verlassen hat, zieht sie sich die Burka* über, mit dem Kind im Arm. Sie kommt um eine Ecke und schaut vorsichtig um sich. Sie wähnt sich alleine. Sie weiß sich nicht anders zu helfen: Unter der Burka umfassen ihre Hände den Hals des Kindes und drücken zu.

Aber auch dieses Kind überlebt. Eine Ammah* kommt von der anderen Seite, sieht die verzweifelte Frau und geht auf sie zu. Die ist nun völlig am Ende. Auch in Pakistan wird Kindesmord schwer bestraft – wenn er denn vor Gericht kommt. Sie lässt das Kind fallen, nimmt die Beine in die Hand und verschwindet auf Nimmerwiedersehen.

Ammahs sind im Krankenhaus sozusagen „Mädchen für alles". Sie helfen den Schwestern, machen sauber, begleiten Patienten zu Untersuchungen und Behandlungen. Sie rekrutieren sich meist aus älteren Frauen, wobei „älter" in unserer Gegend ein Alter von mehr als dreißig Jahren bedeutet. Die meisten können nicht lesen und schreiben, sprechen aber zwei Sprachen: Urdu* und Paschtu*. Weil der Großteil der Patientinnen nur Paschtu spricht, die offizielle Sprache im Krankenhaus aber Urdu ist, fungieren die Ammahs auch als Übersetzerinnen.

Die Ammah hebt das Kind auf, weiß auch nicht, was sie im Augenblick mit ihm anfangen soll, bringt es dann aber in das naheliegende Verwaltungsgebäude und legt es dem Verwaltungschef auf den Schreibtisch.

Das kleine Mädchen wird der Liebling des ganzen Krankenhauses. Wir nennen es „Peari", was „wertvoll und geliebt" bedeutet. Es entwickelt sich prächtig. Alle sind traurig, als wir uns wieder von ihm trennen müssen: Wir haben eine christliche Familie gefunden, die Peari adoptiert und weit genug entfernt wohnt. In dieser Kultur ist es wichtig, dass die Herkunft des Kindes nicht bekannt wird.

„Wir" – das sind die Mitarbeiter unseres Krankenhauses. Übrigens: Der kleine Junge vom Anfang dieses Kapitels bin ich selbst. Ich bin Missionsarzt geworden und arbeite seit vielen Jahren in diesem kleinen Missionskrankenhaus im Westen Pakistans, nahe der afghanischen Grenze.

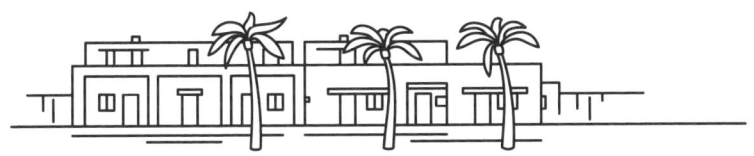

Deine Augen sahen mich,
als ich noch nicht bereitet war,
und alle Tage waren in dein Buch geschrieben,
die noch werden sollten
und von denen keiner da war.

PSALM 139,16 (NACH LUTHER 1984)

Eine belastete Schwangerschaft

Schon wieder passiert! Die Arbeiter an einer Baustelle in einer Großstadt im Ruhrgebiet holen schnell die Schubkarre. Die junge schwangere Frau aus dem Haus gegenüber ist schon wieder nach ein paar
Schritten zusammengeklappt. Wie vor ein paar Tagen. Dabei hatte
sie doch versprochen, sich zu schonen und nicht alleine einkaufen zu
gehen! Mit der Schubkarre wird sie zu dem Haus zurückgefahren, in
dem sie zusammen mit ihrem jungen Ehemann wohnt. Dort leben
auch ihre Eltern und Geschwister. Die Wohnungen sind auch zehn
Jahre nach Kriegsende immer noch knapp. Sechs Personen teilen sich
die kleine 2½-Zimmer-Wohnung schon seit über zwei Jahren.

11

Das früher unbedeutende kleine Dorf ist nun eine Industriestadt mitten im Ruhrgebiet, durch den Bergbau zu einer Großstadt geworden mit zeitweise fast einer halben Million Einwohnern. Im zweiten Weltkrieg wurde ein großer Teil der Gebäude durch Bombenangriffe zerstört. Die Nachkriegsjahre sind geprägt durch die wiederaufblühende Wirtschaft und eine enorme Wohnungsnot. Überall wird gebaut.

Die Frau in der Schubkarre ist meine Mutter. Ein Jahr zuvor hatte sie ihr erstes Kind geboren. Die Freude über das kleine Mädchen hielt jedoch nicht lange an. Das Kind war mit einer Spina bifida* geboren. Heute gibt es ausgezeichnete Behandlungsmöglichkeiten mit hervorragenden Ergebnissen, damals gab es sie aber noch nicht. Und so starb meine Schwester im Alter von zwei Tagen, wahrscheinlich bedingt durch eine aufsteigende Infektion.

Bei der jetzigen Schwangerschaft beobachtet meine Mutter, dass ihr Bauchumfang unverhältnismäßig schnell zunimmt. Das kann an einer vermehrten Fruchtwasserbildung liegen, wie sie häufig parallel zu Fehlbildungen des Kindes vorkommt. Das gibt meiner Mutter natürlich Anlass zu großer Sorge. Eine andere Ursache ist auch noch denkbar: „Bekomme ich etwa Zwillinge", denkt sie und lässt sich untersuchen. Es gibt ja noch keine Ultraschallgeräte, die Ärzte verlassen sich auf ihr Gehör und versuchen, die kindlichen Herztöne zu beurteilen. Der Arzt gibt meiner Mutter Entwarnung: „Nein, Frau Weber, Sie bekommen keine Zwillinge, sondern nur ein ziemlich großes Kind."

In dieser Zeit sind die Schrecken des Krieges noch nicht vergessen, besonders im Ruhrgebiet, wo die Menschen oft nächtelang in Bunkern und Kellern aushalten mussten. Wie viel Angst hatten sie ausgestanden, wie viele Gebete waren wohl zum Himmel aufgestiegen, wie viele liebe Angehörige waren betrauert worden! Das Bewusstsein der eigenen Vergänglichkeit ist noch gegenwärtig und lässt die Menschen nach der Ewigkeit fragen. Die Kirchen sind voller als heute, die Herzen offener für die Botschaft von einem liebenden Gott, der eine Perspektive für die Zukunft bereithält. Dieser Gott hat seinen Sohn Jesus Christus in die Welt gesandt, der die Schuld der Menschen sühnte, sogar die Verbrechen aus der Nazizeit.

John Thiessen, ein wortgewaltiger Indonesienmissionar, ist auf einer Vortragsreise in Deutschland. Wo er spricht, sind die Säle voll. Auch in unsere Stadt kommt er. Im größten verfügbaren Saal finden über tausend Menschen Platz. Der Andrang ist so groß, dass eine halbe Stunde vor Veranstaltungsbeginn niemand mehr hineinkommen kann.

Meine Mutter hat sich einen Platz im Saal ergattert. Von der Predigt hat sie nicht viel behalten, wohl aber von dem, was nachher kam.

Am Ende der Veranstaltung bietet der Prediger nämlich an, öffentlich auf der Bühne für Menschen zu beten, die in Not sind. Meine Mutter fasst sich ein Herz und meldet sich. Der Prediger holt sie nach vorne und betet inbrünstig für Mutter und Kind – mit einer gewaltigen Zuschauerzahl als Zeugen. Seltsamerweise beendet er das Gebet mit den Worten „...und Herr, schenke ihr doppelten Segen!"

Nun gibt es in der Bibel eine Geschichte, an die meine Mutter bei diesem Gebet sofort denkt: Der Prophet Elia fragt kurz vor seiner Himmelfahrt seinen Nachfolger Elisa, was er sich von ihm wünsche. Elisa erbittet sich einen doppelten Anteil von dem Geist Elias (2. Könige 2,9). Meine Mutter bezieht das Gebet auf diese Begebenheit.

Einige Jahre später kommt John Thiessen erneut nach Gelsenkirchen. Er erkundigt sich: „Beim letzten Mal habe ich für eine junge schwangere Mutter um Zwillinge gebetet. Hat sie ihre Zwillinge bekommen?"

Der „doppelte Segen" ist der Schreiber dieses Buches.

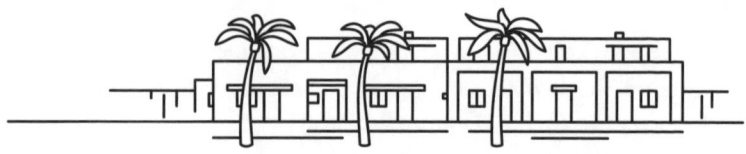

Aus meiner Mutter Leib zogst du mich hervor;
von dir ist stets mein Lobgesang.

PSALM 71,6

Überraschender Ausgang

Aber diese Einzelheiten werden erst viel später bekannt. Jetzt verlässt man sich auf die Diagnose des Arztes, der meine Mutter untersucht hat: Ein großes Kind ist zu erwarten.

Das Ende der Schwangerschaft naht. Meiner Mutter geht es nicht gut, weder körperlich noch psychisch. Die Frage, ob auch dieses Kind behindert zur Welt kommen würde, ist ungeheuer belastend. Als schließlich vier Wochen zu früh die Wehen einsetzen, ist meine Mutter zudem alleine mit ihrem jüngsten Bruder, damals vierzehn Jahre alt. Mein Vater ist nicht zu Hause. Er ist Straßenbahnfahrer und hat einen strengen Dienstplan. Er kann nicht einfach wegbleiben. So begleitet mein jugendlicher Onkel meine Mutter ins Krankenhaus und erntet dafür verstohlene missbilligende Blicke.

Das Kind jedoch lässt auf sich warten. Die Wehen werden stärker und häufiger, aber mit der Geburt geht es nicht weiter. Die Nacht vergeht unter Schmerzen, und auch am nächsten Morgen tut sich nichts. Als es bis zum Mittag trotz starker Wehen nicht vorwärtsgeht, destabilisiert sich der psychische Zustand der jungen Mutter. Sie schreit vor Schmerzen und will niemanden mehr an sich heranlassen. Die Hebammen können sie kaum beruhigen. Sie will nur noch sterben. Aber das Kind kommt immer noch nicht.

Die Ärzte wollen die Ursache für das Geburtshindernis wissen. Sie ordnen eine Röntgenaufnahme an. Die Indikation*, Schwangere zu röntgen, wird damals noch nicht so eng gestellt. Auf dem Röntgenbild ist tatsächlich nur ein Kind zu sehen! Es ist garnicht so groß wie vorhergesagt. Und so wartet man weiter ab, während es meiner Mutter immer schlechter geht. Die Wehen lassen nicht nach, aber das Kind kommt nicht. Die Hebammen geben ihr Bestes, meine Mutter zu beruhigen.

Und endlich, am späten Nachmittag nach fast 24-stündiger Wehentätigkeit, kommt es zur Geburt. Zu allem Unglück erscheint das Kind in Beckenendlage*, was die Sache noch einmal erschwert. Doch schließlich erblickt ein zwar kleines, aber gesundes Kind das Licht der Welt und schreit kräftig. Die Hebamme durchtrennt die Nabelschnur und wartet auf die Plazenta*.

Aber die kommt nicht. Und auch die Wehen lassen nicht nach. Ging es meiner Mutter vorher schon schlecht, so wird die Lage jetzt unerträglich, auch für das Personal. Der Arzt sieht sich gezwungen, meiner Mutter Morphin zu geben. Weil das zu schweren Atemproblemen beim Neugeborenen führen kann, wird es, wenn nötig, nur nach der Entbindung eingesetzt. Aber das Kind war ja schon da!?
Die Spritze versetzt meine Mutter in einen narkoseähnlichen Zustand. Trotzdem gehen die Wehen weiter. Liegt es an der noch nicht

ausgestoßenen Plazenta? Eine Stunde vergeht, in der nichts geschieht. Als nach einer weiteren Stunde die Situation unverändert ist, wird der Arzt schließlich misstrauisch. Sollte doch ein zweites Kind vorhanden sein? Und richtig, eine zweite Fruchtblase wölbt sich vor! Sie wird gesprengt, und zum Vorschein kommen zwei kleine Füße. An welchen man mich in diese Welt hineinzieht und meiner Mutter auf den Bauch legt.

Meine Mutter wird aus ihrer Morphin-Umnebelung wach und sieht ein zyanotisches* Kind auf ihrem Bauch. Sie schreit auf. „Weg da mit dem Kind", ruft der Doktor ...

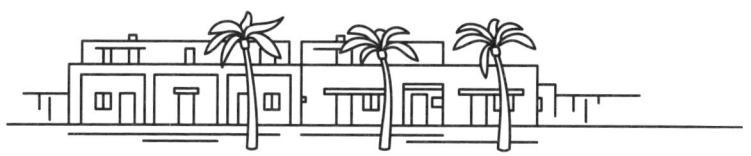

Siehe, ein Erbteil des HERRN sind Söhne,
eine Belohnung die Leibesfrucht.
PSALM 127,3

Zwillinge

Machen wir wieder einen Zeitsprung und landen über fünfzig Jahre
später in unserem kleinen Krankenhaus in Pakistan.

Ein Zwilling berichtet:

*„Mein Name ist Zubair – oder vielleicht doch nicht? Jedenfalls
möchte ich, dass meine Eltern mich so nennen. Denn bisher habe ich
noch keinen Namen. Im Augenblick befinde ich mich nämlich noch in
der Gebärmutter meiner Mama. Aber ich habe das Gefühl, dass ich
dieses enge Gefängnis bald verlassen kann. Draußen redet man
davon, dass die Geburt bevorsteht. Viele Leute meinen, ich könne
doch gar nichts hören hier drinnen. Aber das ist nicht wahr. Ich kann
sogar sehen, wenn auch nur hell und dunkel unterscheiden. So weiß*

17

ich genau, wann meine Mama im Bett unter der Decke liegt und wann es Tag ist. Fühlen kann ich auch, natürlich! Und was ich fühle? Dass ich nicht allein hier drinnen bin! Meine Zwillingsschwester ist auch noch da. Eigentlich ist sie ja ganz okay, aber weil sie größer und stärker ist als ich, nimmt sie mir alles weg. Ihre Verbindung zum Mutterkuchen muss viel besser sein als meine, denn sie ist schneller gewachsen als ich.

Oh, was ist das denn? Irgendetwas presst uns beide zusammen. Das passt mir aber gar nicht. Meine Fruchtblase ist sowieso schon leck, ich merke, wie ich mich immer schlechter bewegen kann. Ah, zum Glück lässt der Druck wieder etwas nach. Wo war ich stehengeblieben? Ach ja, bei meiner Schwester. Sie liegt mit dem Kopf nach unten, ich genau umgekehrt. Also wird sie auch als Erste geboren. Das ist ungerecht! Schließlich bin ich ein Junge. Ich muss mir etwas einfallen lassen. Aua, der Druck nimmt schon wieder zu! Lange halte ich das nicht aus. Mir wird ganz schwindelig. Patsch! Irgendetwas ist geplatzt, das kann nur meine Fruchtblase sein. Denn von einem Moment zum anderen kann ich mich kaum noch bewegen, und etwas zieht meinen Fuß nach unten. – Der Druck lässt wieder nach, zum Glück. Das mit dem Fuß ist vielleicht gar nicht so schlimm. Wenn ich ihn noch ein bisschen weiter nach unten schiebe, kann ich vielleicht meiner Schwester den Weg versperren, damit sie mich zuerst herauslässt. Genau! Ich schiebe meinen Fuß an ihrem Kopf vorbei, und jetzt – was für ein seltsames Gefühl! – wird mein Fuß kalt! Und ich höre die Erwachsenen schreien, etwas von „Vorfall" oder so. Irgendwie wird es jetzt hektisch. Sie reden von einer Operation, was immer auch damit gemeint ist. Meine Mama scheint das nicht zu wollen, sie schreit die Leute an. Alle reden auf sie ein, aber sie bleibt standhaft. Schließlich höre ich eine Männerstimme. Ein Dr. Klaus sagt meiner Mutter, dass Lebensgefahr besteht. Habe ich doch etwas falsch gemacht? Ich wollte doch bloß der Erste sein! Und jetzt müssen wir beide hier ersticken, weil ich meinen Fuß nicht mehr zurückziehen kann und meine Schwester ebenfalls nicht mehr weiterkommt? Was mache ich bloß? Meine Mutter weigert sich noch immer. Der Doktor wird laut und verlangt, meinen Papa zu sprechen. Hoffentlich ist er in der Nähe! Tatsächlich, da höre ich seine Stimme. Er lässt sich die Situation erklären, aber auch er meint wohl, es ginge ohne Operation. Er redet davon, dass er nicht genug Geld für die Operation hat. Der Doktor fragt ihn, ob er lieber Geld für die Beerdigung von drei Menschen ausgeben wolle. Mein Papa scheint zu überlegen, dann höre ich ihn zu meinem Opa sprechen, ohne dass ich meinen Opa höre. Das muss wohl mit dem Ding passieren, das sie „mobile" nennen.

Oh weh, da presst sich wieder etwas um uns beide zusammen. Und der Kopf von meiner Schwester drückt sich so doll gegen meinen Unterschenkel, dass ich Angst habe, er wird brechen. Mein Fuß wird immer kälter, vielleicht sterben meine Zehen ab? Ah, endlich lässt der Druck wieder nach. Der Schwindel wird auch wieder besser. Aber jetzt schmecke ich etwas Seltsames auf meiner Zunge. Mein Darm hat sich wohl entleert? Etwas muss jetzt passieren. So kann es nicht weitergehen! Komisch, meine Schwester ist ganz ruhig, merkt sie denn gar nicht, was los ist? Draußen wird immer noch diskutiert, ziemlich laut sogar. Plötzlich wird es leise. Man scheint zu einem Entschluss gekommen zu sein. Eine Schwester sagt meinem Vater, er müsse seinen Daumen auf das Stempelkissen drücken und dann auf ein Stück Papier, um seine Einwilligung zu geben. Endlich!

Jetzt rumpelt es, ich höre Türen quietschen. Meine Mama wird in einen Raum gefahren, den sie „operation theatre" nennen. Es ist ganz anders hier, viel ruhiger. Aber mein Fuß wird noch kälter. Und wieder presst sich etwas um uns zusammen, diesmal schlimmer als je zuvor. Ich höre meine Mama schreien. Das macht mir Angst. Was wird jetzt passieren? Der Druck lässt nach. Mein Fuß ist noch weiter gerutscht. Richtig kalt ist er. Jetzt fühle ich, wie jemand einen Watte-

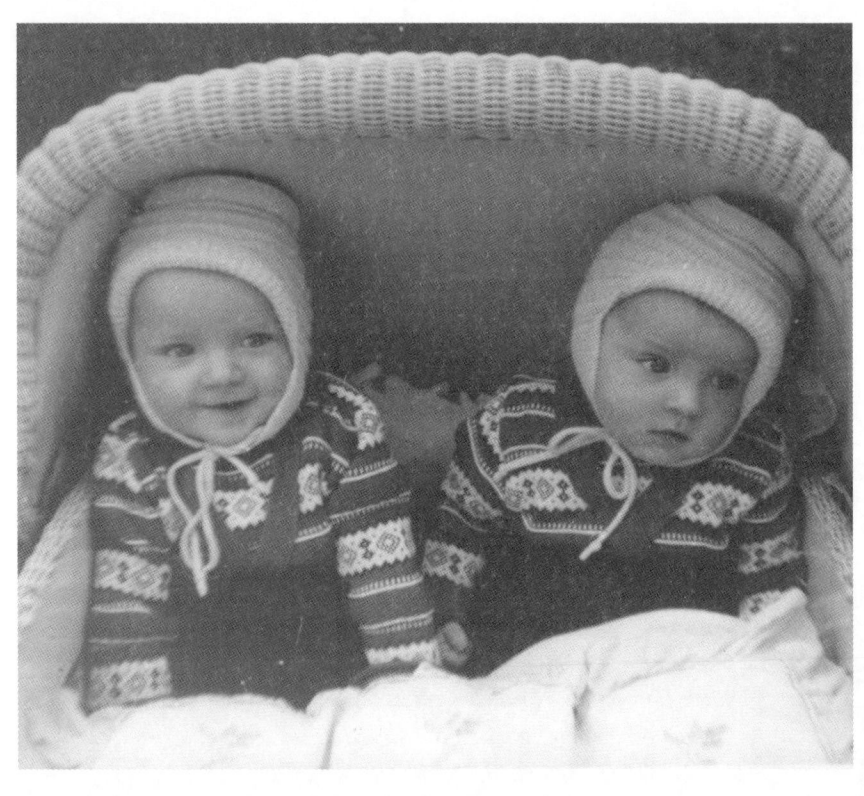

Die Weber-Zwillinge im Jahre 1955

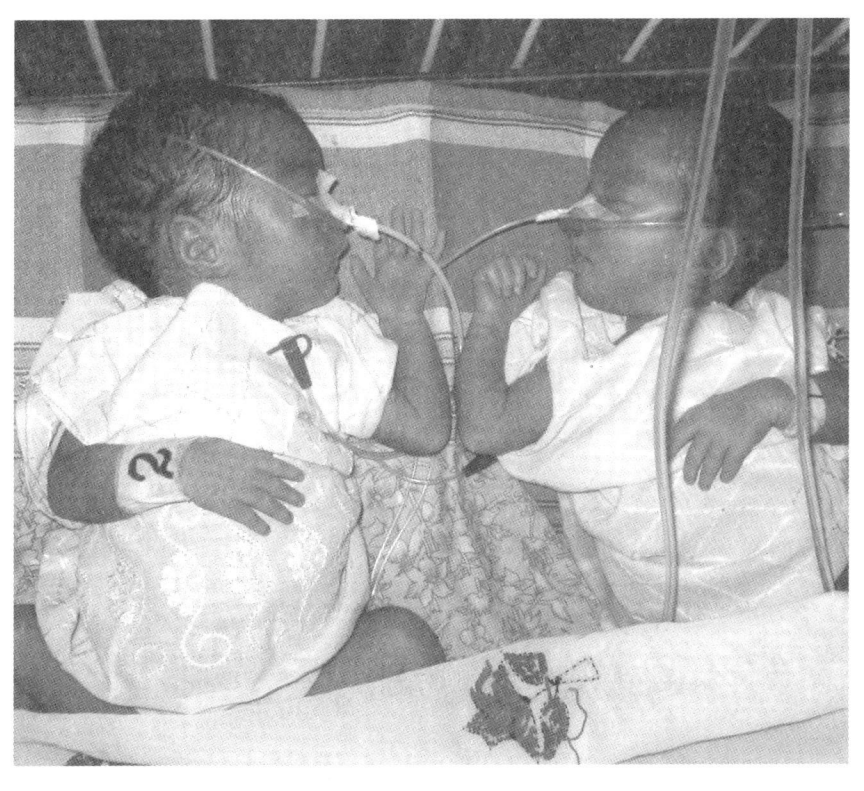

Neugeborene Zwillinge auf der Entbindungsstation

bausch mit kalter Flüssigkeit darüber streicht. Das kitzelt vielleicht! Und plötzlich wird es ganz still. Nur eine Schwester spricht mit jemandem, dessen Stimme ich nicht hören kann. Dann sagen mehrere Leute „Amen". Irgendetwas drückt mir auf den Rücken. Von Minute zu Minute wird es heller um mich. Ich höre Instrumente klicken. Plötzlich wird es eisig kalt auf meinem Rücken, gleichzeitig fasst eine Hand mein Bein und zieht doch tatsächlich meinen Fuß wieder nach oben! Jetzt packt der Doktor auch meinen Bauch und meinen Kopf, und augenblicklich wird es blendend hell um mich herum. Ich mache die Augen auf, muss sie aber sofort wieder zukneifen, weil ich ein solch helles Licht nicht aushalten kann. Und kalt ist es, unheimlich kalt! Nein, ich will wieder zurück in die Gebärmutter, es ist gar nicht schön hier draußen! Ich versuche, mich von der Hand zu befreien, die mich festhält. Aber die Hand ist unerbittlich und zieht mich ganz hinaus. Jetzt stopft man mir etwas Gummiartiges in den Mund, das ein schlürfendes Geräusch macht. Auf einmal merke ich, dass ich atmen kann, ja, atmen muss! Ich ziehe die kalte Luft in meine Lungen, ob ich will oder nicht. Und ich höre einen Schrei aus meiner Kehle kommen. Wie jämmerlich sich das anhört! Ich glaube, ich muss noch etwas üben, damit es besser klingt! Man hantiert mit meiner Nabelschnur, mit der ich so lange gespielt habe, und schneidet sie dann ab!

Der Doktor nimmt mich in beide Hände und legt mich in ein Tuch, das von einer Schwester gehalten wird. Ah, das ist endlich etwas wärmer! Das wurde aber auch Zeit! Wir gehen durch ein paar Türen, und die Krankenschwester legt mich auf einer weichen Unterlage ab. Über mir sehe ich ein schwaches rotes Licht leuchten, und da durchflutet es mich auch schon richtig schön warm, fast so warm wie in der Gebärmutter. Man reibt mich mit einem Tuch ab. Das tut gut. Endlich kann ich aufhören zu schreien. Was wohl mit meiner Schwester passiert? Ach ja, daran habe ich in der Aufregung gar nicht gedacht: Ich bin ja schlussendlich doch der Erste gewesen!"

Ja, so geht es bei uns manchmal zu!

Immer, wenn Frauen mit Zwillingen zur Entbindung kommen, ist das auch für mich etwas Besonderes. Die meisten Zwillinge kommen natürlich ohne Kaiserschnitt zur Welt. Wenn ich den Müttern erzähle, dass ich auch ein Zwilling bin, geht oft ein Lächeln über ihr Gesicht. Das ist eins meiner Ziele auf der Entbindungsstation: dass die Frauen wenigstens einmal lächeln. Normalerweise tun sie das nicht. Sie sind so erzogen, dass sie als Eigentum und Dienerin ihres Ehemannes schweigend und ohne Gefühle zu zeigen ihre Pflicht und Schuldigkeit tun. Das bedeutet, dass sie ihren Mann bedienen, sich um die Kinder kümmern und den Haushalt führen. Und sie sollen eben auch Kinder zur Welt zu bringen, möglichst Jungen, weil die Mädchen einen viel geringeren „Wert" haben. Oft weinen die Frauen, wenn wir ihnen sagen, dass ihr erstgeborenes Kind ein Mädchen ist.

In unserer ultrakonservativen Gegend werden die Frauen immer noch als Eigentum des Mannes betrachtet. Sie müssen die Burka immer tragen, wenn sie in die Öffentlichkeit wollen, damit kein anderer Mann ihr Gesicht sieht. Die Burka ist oft schwarz, und auch die ursprünglich weißen „dunkeln" schnell nach. Die Burka wird abgelegt, wenn die Frauen auf den Stationen unter sich sind. Sobald aber ein Mann erscheint, wird sie wieder übergeworfen, was regelmäßig bei den Besuchszeiten geschieht.

Mehrlingsgeburten sind hier häufiger als in Deutschland. Es mag daran liegen, dass häufig unkontrolliert ovulationsfördernde* Medikamente genommen werden. Wird eine jung verheiratete Frau nicht umgehend nach der Hochzeit schwanger, verliert sie an Ansehen, weil ja wohl irgendetwas mit ihr nicht stimmen kann. Da greift man eben schnell zu diesen Medikamenten, die man mühelos ohne Rezept bekommt. Und wenn das auch nicht hilft, kommt man in die Allgemeinsprechstunde in unser Krankenhaus. An manchen Tagen stellen sich bis zu einem Drittel der etwa 100 täglichen Ambulanzpatienten wegen Infertilität* bei uns vor. Dabei kommen oft gravierende Wissenslücken über biologische Vorgänge zum Vorschein. Eine unserer ersten Fragen lautet deshalb, ob der Ehemann auch zu Hause wohnt. Gar nicht überrascht sind wir, wenn er schon seit einem halben Jahr in Dubai* arbeitet ...

Soweit der kleine Ausflug in die Zukunft. Gehen wir zurück nach Deutschland und in die Zeit meiner Kindheit. Auch heute noch muss ich immer wieder staunen, wie Gott Steinchen für Steinchen an dem Mosaik meines Lebens gearbeitet hat, damit sein Plan in Erfüllung ging.

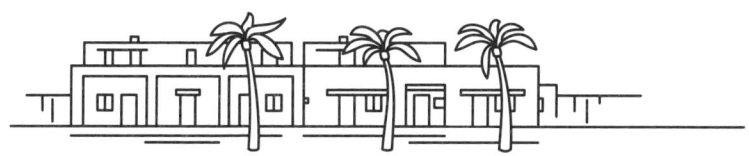

Wenn ich, o Schöpfer, deine Macht,
die Weisheit deiner Wege,
die Liebe, die für alle wacht, anbetend überlege,
so weiß ich, von Bewund'rung voll,
nicht, wie ich dich erheben soll,
mein Gott, mein Herr und Vater!
CHRISTIAN FÜRCHTEGOTT GELLERT (1757)

Jemand spinnt die Fäden

Wie bereitet man sich auf einen Missionseinsatz vor? Eine schwierige Frage, wenn man nicht weiß, was genau auf einen zukommt. Was für ein Glück, dass ich mich um die langfristige Vorbereitung überhaupt nicht kümmern musste! Dafür war ein höherer Dienstgrad zuständig. Gott selbst hatte von Anfang an die Fäden meines Lebens in der Hand.

Fing es vielleicht schon mit der Geburt an? Dadurch, dass ich als zweiter und schwächerer Zwilling immer im Schatten meines Zwillingsbruders stand, entwickelte sich eine gesunde Konkurrenz. Als

Kinder waren wir zwar beide viel zu klein für unser Alter und ich immer noch ein bisschen kleiner und ein bisschen schwächer als mein Bruder. Weil wir beide gute Schüler waren, rieten die Lehrer nach der Grundschule, die damals noch Volksschule hieß, zum Gymnasium. Das wollte mein Vater zunächst nicht, er sei ja auch nicht aufs Gymnasium gegangen. Gott gebrauchte unseren Onkel, um meinem Vater schließlich doch die Erlaubnis abzuringen.

Fast bis zum Abitur immer der Kleinste in der Klasse zu sein, von den „Großen" immer belächelt, wenn nicht sogar verachtet und „Weberlein" genannt zu werden, immer als Letzter in eine Mannschaft gewählt zu werden – das prägt. Da kann keine „Hoppla – jetzt komm' ich"-Mentalität aufkommen, was für die Missionsarbeit ja auch äußerst abträglich wäre.

Nach dem Abitur fällt dann die Entscheidung für das Medizinstudium – gemeinsam mit meinem Bruder, schließlich gehört sich das bei Zwillingen auch so. Er bekommt gleich nach dem Staatsexamen eine Stelle in der Gynäkologie unseres Heimatkrankenhauses, in dem wir lange Zeit vorher geboren wurden. Dort ist auch eine Chirurgiestelle frei. Ob ich da nicht anfangen wolle, fragt er mich. Eigentlich will ich Kinderarzt werden, aber ein bisschen Handwerk kann ja nicht schaden, oder? Um ein Zitat von Blaise Pascal* zu benutzen: Gott hat sicher über meine Pläne gelächelt.

Das bisschen „Handwerk" fasziniert mich so, dass ich zehn Jahre in der Chirurgie bleibe – eine äußerst wichtige Vorbereitungszeit. Denn zu der Zeit gibt es noch keine endoskopischen* Operationen: Bei einer Blinddarmentzündung oder einer Gallenblasenentfernung wird noch ein großer Schnitt gemacht. Hernien* werden noch nicht mit einem Netz operiert, sondern mit Techniken, die körpereigenes Gewebe verwenden. Keinen blassen Schimmer habe ich zu der Zeit, wie nützlich mir das über ein Vierteljahrhundert später werden sollte.

Denn in unserem Krankenhaus in Pakistan haben wir nur sehr unzuverlässig Strom, oft habe ich im Schein meiner batteriebetriebenen Stirnlampe operiert. Nicht auszudenken, wenn während einer endoskopischen Operation eine Komplikation, zum Beispiel eine Blutung, auftritt und just in dem Moment der Bildschirm schwarz wird! Chirurgische Netze für Bruchoperationen sind zwar erhältlich, aber ziemlich teuer. Unsere überwiegend armen Patienten können sich das meist nicht leisten. In Pakistan gibt es keine gesetzliche Krankenversicherung, alle Patienten sind „Privatpatienten"!
Jemand muss weise vorausgeplant haben – ich jedenfalls war es nicht. Und es kommt noch besser.

Gegen Ende meiner Chirurgiezeit übernehme ich zusätzlich zum Krankenhausdienst Urlaubsvertretungen und hausärztliche Notdienste von niedergelassenen Ärzten. Ein Hauskauf will finanziert werden. Für eine ältere Kollegin springe ich mehrfach ein. Wie erstaunt bin ich, als sie mir nach einiger Zeit lapidar mitteilt: „Sie werden meine Praxis übernehmen und kein anderer!" Bis dahin hatte ich mir keine Gedanken in dieser Richtung gemacht, die Chirurgie hatte mich völlig in Beschlag genommen.

Gar nicht so schlecht, denke ich mir dann aber, die vielen nächtlichen Operationen gehen doch ganz schön an die Substanz. In einer Praxis ist es sicher viel gemütlicher. – Wenn Gott nicht laut gelacht hat, hat Er sicher wiederum gelächelt.

Vom Regen in die Traufe bin ich da geraten! Hätte ich das vorher gewusst, wer weiß, ob ich mich für die Praxis entschieden hätte! Im Laufe der Zeit stellt sich heraus, dass die Belastung noch höher als im Krankenhaus ist, wohl auch, weil innerhalb kürzester Zeit die Patientenzahlen in die Höhe schnellen. Es fängt damit an, dass ich ja auch eine zweite Facharztprüfung ablegen muss – die für Allgemeinmedizin. Der „praktische Arzt", also ein Hausarzt ohne Facharztausbildung, ist zu Recht abgeschafft worden. Ich muss ein Jahr in der Inneren Medizin arbeiten – und lerne dabei, die gerade aufgekommenen neumodischen Ultraschallgeräte zu nutzen. Diese Fertigkeit wird unerlässlich für meinen Job in Pakistan sein, nur dass ich das damals noch nicht wusste. Zwei Jahrzehnte lang schlummert diese Fähigkeit, denn in der Praxis reicht es nicht zur Anschaffung eines damals noch recht teuren Gerätes.

Aber es hat auch sein Gutes: Zwei Jahrzehnte lang kann ich mich darin üben, auch ohne aufwendige technische Hilfsmittel zu einer Diagnose zu kommen. Finger, Stethoskop und Taschenlampe sind die primären diagnostischen Geräte. Wiederum ahne ich nicht, wie wichtig diese Fertigkeiten werden würden.

Ich lerne noch viel mehr: optimales Zeitmanagement, Personalführung, eine Menge Verwaltungskram. Wie verhält man sich in brisanten Situationen? Einmal geht ein psychisch kranker Patient mit einem Schraubenzieher auf mich los, nachdem er in seiner Wohnung sämtliche Elektroleitungen bloßgelegt hat. Ein anderes Mal schlägt ein wütender Patient wild um sich und trifft glücklicherweise nur das Mobiliar. Einmal muss ich sogar mitten in der Nacht die Feuerwehr rufen, um eine Tür aufzubrechen, hinter der ein bewusstloser Patient liegt.

Eine kostbare Zeit, an die ich viele schöne Erinnerungen habe. Ich weiß gar nicht wie mir geschieht, als mir während eines Heimaturlaubs in der Einkaufszone plötzlich ein mir zunächst unbekannter junger Mann voller Freude um den Hals fällt. „Sie sind doch der Dr. Weber! Sie haben mir damals als Kind das Leben gerettet, als Sie als einziger meine Blinddarmentzündung festgestellt haben!" So etwas hört man natürlich gerne.
Aber nicht immer geht alles glatt. Gottes Vorbereitungen können auch manchmal schmerzhaft sein. Ziemlich schmerzhaft sogar.

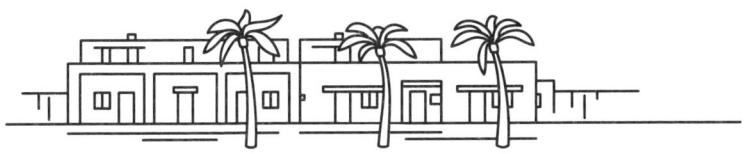

Wenn du durchs Wasser gehst, ich bin bei dir,
und durch Ströme, sie werden dich nicht überfluten;
wenn du durchs Feuer gehst,
wirst du nicht versengt werden,
und die Flamme wird dich nicht verbrennen.
JESAJA 43,2

Ziemlich schmerzhaft

Schmeeeerz! Explosion im Fuß! Brennen! Sägen! Stechen! Hämmern! Hochauflodernds Feuer! Aaaaaaaaaaarrrrrrr!!! Ich höre mich durch den Operationssaal schreien und kann es beim besten Willen nicht unterdrücken. Schlagartig wache ich aus der Narkose auf, weiß genau, dass ich noch auf dem Operationstisch liege und der Anästhesist ohne Zweifel versäumt hat, mir vor Narkoseende ein Schmerzmittel zu spritzen. Nach der albernen Aufforderung „Herr Dr. Weber, rutschen Sie mal rüber" werde ich von mehreren kräftigen Händen in ein Bett gezogen. Ich kann noch nicht einmal die Augen öffnen, geschweige denn gezielt andere Muskeln bewegen. Aber die Schmerzempfindung ist schon wieder ausgeprägt aktiv, seltsamerweise auch die Stimmbandmuskulatur. Eine Stimme kommt an mein Ohr: „Sie kriegen gleich was." Und tatsächlich, einige Zeit später ist das Feuer im Fuß gebändigt, wenn auch nicht ganz gelöscht, aber jetzt zittere ich wie bei einem Anfall. Sind es Minuten, Viertelstunden? Eine weibliche Stimme sagt sanft : „Wir schieben Sie in die Sonne." Ich denke: „Auf den Hof?" Als ich nach einiger Zeit nicht mehr so zittere und eine angenehme Wärme verspüre, kann ich auch schon etwas mit den Augen blinzeln und sehe mein Bett tatsächlich am Fenster in der Sonne stehen – und eine Uhr, die bereits nach zwölf anzeigt. Komisch, vor ein paar Minuten bei der Narkoseeinleitung war es erst acht Uhr. –

Ein denkwürdiger Tagebucheintrag. Ja, so kann es auch einem Chirurgen gehen, wenn er selbst zum Patienten wird. Was war geschehen?

Mein liebstes Hobby ist die Musik. Schon als Kinder bekommen mein Zwillingsbruder und ich Klavierunterricht. Natürlich müssen wir uns die Unterrichtsstunden teilen – wie alles andere auch : „Hier ist eine Tafel Schokolade für dich, teile sie mit deinem Bruder." Weitere Instrumente kommen hinzu, schließlich noch die Trompete. Riesigen Spaß bereitet es mir, in einem großen Blasorchester mitzuspielen. Auch das Singen macht mir von Kindheit an Freude. In meiner Heimatgemeinde übernehme ich die Leitung des gemischten Chores und singe selbst in einem renommierten Kirchenchor in der Nachbarstadt mit. Dort werden regelmäßig große Konzerte mit Orchesterbegleitung veranstaltet. Unseren Dirigenten muss wohl ein Fieber gepackt haben, denn in einem einzigen Jahr führen wir die vier größten Bachwerke auf: die beiden Passionen, Weihnachtsoratorium – und als Krönung zum Schluss die h-moll-Messe am Ostersonntag. Dieses gewaltige Werk fordert vom Dirigenten ein weises Einsetzen der Ressourcen. Normalerweise steht die Chorplattform an der Rückwand der Kirche, heute will der Dirigent den Chor näher am Orchester haben und lässt das ganze Gerüst einige Meter nach vorne versetzen.

Ein Geländer gibt es nicht, man kann ja aufpassen. Ich stehe im Tenor auf der letzten Stufe. Weil ich mich stark auf die Noten und den Dirigenten konzentriere, passe ich für einen kurzen Moment nicht auf: Plötzlich befinde ich mich im freien Fall und lande hart auf dem drei Meter tieferen Marmorboden. Der Schmerz im Fuß ist fast unerträglich. Die Röntgenaufnahme im Krankenhaus bestätigt die Verdachtsdiagnose: ein komplizierter Fersenbeintrümmerbruch. Operation folgt, siehe oben. Das „Kyrie Eleison!" des Eingangschores gewinnt neue Aktualität.

Aber bei dieser Operation bleibt es nicht. Monate später kann ich den Fuß immer noch nicht belasten. Eineinhalb Jahre lang laufe ich an Gehstützen („Krücken" darf man ja nicht mehr sagen), drei weitere Operationen folgen. Schließlich muss das untere Sprunggelenk* versteift werden, wozu eine Knochentransplantation aus dem Beckenkamm notwendig ist.

„Was habe ich verbrochen?" denke ich. Warum muss ich eine dermaßen schmerzhafte Zeit durchmachen? Will Gott mich für irgendetwas bestrafen?

Die Antwort kommt in Gestalt eines Mitarbeiters einer gesetzlichen Unfallversicherung. Obwohl der Unfall in meiner Freizeit passiert ist, wird er als Arbeitsunfall angesehen. Der Hintergrund: Die Kirche als Veranstalter des Konzerts war erst einige Monate vorher durch eine Gesetzesänderung dazu verpflichtet worden, für alle ehrenamtlichen Mitarbeiter Beiträge in die gesetzliche Unfallversicherung abzuführen, also auch für die Chorsänger. Was zunächst aussieht wie das Erschließen neuer Beitragsquellen für die staatliche Versicherung, erweist sich nun als Segen für meine Situation. Die Abschlussuntersuchung zeigt nämlich, dass der Fuß schief zusammengewachsen ist und ich nun dauernd auf der Fußaußenkante laufe. Dadurch ist eine MdE* von 20 % entstanden, die eine lebenslange Unfallrente zur Folge hat!

Staunend, fast ungläubig nehme ich diese Einzelheiten zur Kenntnis. Nicht nur alle Behandlungen und Hilfsmittel werden übernommen, ich bekomme auch ein kleines zusätzliches finanzielles Polster! Nicht dass ich das zu diesem Zeitpunkt nötig hätte, die Praxis läuft hervorragend. Noch ahne ich nicht, wie willkommen dieses Polster in kurzer Zeit sein wird.

Alles Zufall? Wie blauäugig, so zu denken!

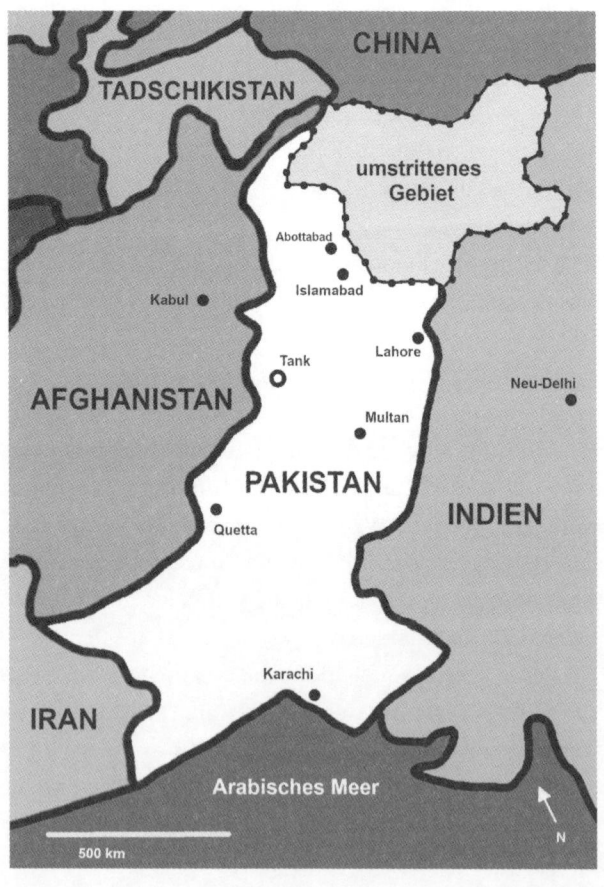

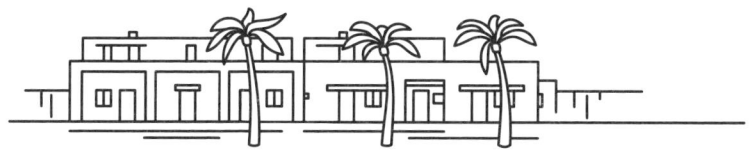

Und ich hörte die Stimme des Herrn, der sprach:
Wen soll ich senden, und wer wird für uns gehen?
Da sprach ich: Hier bin ich, sende mich.
JESAJA 6,8

Von Knall auf Fall

Wie kommt ein doppelt spezialisierter, gut situierter und zufriedener, frei praktizierender Arzt in der zweiten Lebenshälfte dazu, plötzlich alles hinter sich zu lassen? Wie kommt er dazu, dann auch noch in ein verrufenes und für Ausländer extrem gefährliches Land zu gehen, um in einem armseligen Missionskrankenhaus den Rest seiner medizinischen Laufbahn zu verbringen? Ich kann es bis heute nicht erklären und nur staunen, wie ein lange vorausplanender Gott jede Einzelheit vorbereitet, bis sein Plan schließlich in Erfüllung geht.

Wiederum die Musik ist es, die für vielfältige Kontakte zu verschiedenen Gruppen sorgt. Mit Freuden besuche ich jährlich eine Bläserwoche am Starnberger See, die jeweils mit einem Konzert abschließt.

Dort lerne ich eine musikbegeisterte Familie aus Oberfranken kennen, die zu einem kleinen Missionskreis gehört. Gemeinsam bestreiten wir viele Aktivitäten. Wir nehmen an einer evangelistischen Konzertreise nach Frankreich teil, mal spielen wir in Gottesdiensten, auf Bläserwochenenden, in Altenheimen, sogar im Gefängnis. Der Missionskreis organisiert regelmäßig Familienfreizeiten. In einem Jahr geht es nach Serrahn in Mecklenburg-Vorpommern. Natürlich fahre ich mit. Und da passiert es.

Ich genieße die Freizeit in vollen Zügen: Herrliches Sommerwetter, Gelegenheit zum Baden an dem unmittelbar anliegenden See, ausgedehnte Fahrradtouren, jede Menge Spaß miteinander. Wir bilden einen kleinen gemischten Chor neben der unvermeidlichen Bläsergruppe, machen viel Musik miteinander und gestalten einen Gottesdienst in der Ortskirche.

Im Freizeitheim haben wir täglich eine Morgenandacht. Sie wird von einem pensionierten Pfarrer gehalten, der Mitarbeiter einer Missionsgesellschaft ist. Jeden Morgen nach der Andacht stellt er uns einen der Missionare vor, die mit seiner Gesellschaft arbeiten. Sehr interessant, Berichte aus den verschiedenen Erdteilen zu hören; bewundernswert, was diese Leute auf sich nehmen, um ihren Glauben zu bezeugen und Gottes Liebe sichtbar zu machen. Bequem und zudem ungefährlich, wenn man sich aus der Sicherheit einer deutschen Freizeitstätte nur mal informieren lässt. An einem Tag berichtet der Pfarrer von einer Ärztin, die in einem kleinen Missionskrankenhaus in Pakistan seit Jahrzehnten Dienst tut, mitten im Taliban-Gebiet nahe der afghanischen Grenze. Wie üblich liest er Ausschnitte aus ihrem letzten Freundesbrief vor, wie üblich beten die Teilnehmer der Freizeit für die Missionarin und ihre Arbeit. Und wie üblich gehen wir nach der Andacht unseren lieb gewordenen Freizeitaktivitäten nach.

Die Sonne scheint, es weht ein lauer Wind, richtige Urlaubsstimmung. Gebadet haben wir schon genug, heute machen wir mal eine Fahrradtour. Es soll die folgenreichste Fahrradtour meines Lebens werden.

Einige Zeit fahre ich neben dem Pfarrer her und unterhalte mich mit ihm. Wie komme ich bloß dazu, ihm zu sagen, dass die Berichte über die Missionare mich sehr beeindruckt haben? Dass ich mir überlegt habe, vielleicht einen kleinen Beitrag zu leisten und irgendwie von hier aus mitzuhelfen? Dass ich mir sogar vorstellen könnte, in meiner Freizeit mal eine Urlaubsvertretung für einen Missionsarzt zu machen?

Diese Worte können doch wohl nicht aus meinem Mund gekommen sein! Solche Gedanken gibt man doch nicht einfach jemand anderem weiter! Ich weiß bis heute nicht, was mich dazu getrieben hat. Oder vielleicht doch – Gott arbeitet schon hinter dem Vorhang!

Der Pfarrer beißt natürlich sofort an. „Das muss ich mir merken!", sagt er und lässt sich meine Adresse und Telefonnummer geben. Damit scheint die Sache fürs erste vergessen. Wir genießen den Tag und die Gemeinschaft mit den anderen. Nach ein paar Tagen reist der Pfarrer ab. Die Andachten der zweiten Freizeitwoche werden von jemand anderem fortgeführt.

Es geschieht während des Mittagessens an einem der nächsten Tage. Ich werde zum Telefon außerhalb des Speisesaals gerufen. Es ist ja noch nicht das Zeitalter des Smartphones. Erstaunt denke ich: „Wer ruft mich denn hier an? Ich habe doch nur wenigen Leuten erzählt, dass ich hier bin, geschweige denn eine Telefonnummer hinterlassen." Ich brauche nicht lange zu rätseln. Es ist der Pfarrer von der vergangenen Woche. Er kommt gleich zur Sache. „Kannst du dich an die Missionsärztin erinnern, die ich letzte Woche vorgestellt habe?" fragt er. „Natürlich", sage ich, „die in dem kleinen Krankenhaus an der afghanischen Grenze." „Ich wollte dir nur mitteilen, dass uns soeben die Nachricht erreicht hat, dass sie tot in ihrem Bett aufgefunden worden ist. Man vermutet, dass sie an Malaria gestorben ist. Vielleicht muss das Krankenhaus nun geschlossen werden."

Ich bin wie vom Schlag gerührt. Auch tief betroffen, schließlich wünscht man keinem Missionar ein solches Ende. Plötzliche Todesnachrichten sind für einen Arzt ja wahrlich nichts Aufregendes. Aber nein, es geht tiefer. In meiner ersten Naivität nehme ich an, der Pfarrer bittet auf diese Weise die Freizeitgemeinschaft, für die Situation dort zu beten. Aber ganz tief drinnen ist mir irgendwie unausweichlich klar: Gott meint dich! Er hat dich nicht umsonst auf diese Freizeit kommen lassen! Mit anderen Worten: Gehe nach Pakistan und tritt die Nachfolge für die verstorbene Ärztin an! Und bevor ich den Hörer auflege, weiß ich, dass ein neuer Abschnitt in meinem Leben begonnen hat: der wertvollste und schönste, wenn man mich später fragt.

Meine Gefühle fahren Achterbahn mit mir. Benommen und eines klaren Gedankens unfähig gehe ich in den Speisesaal zurück. Die schlechte Nachricht wird mit Bestürzung aufgenommen und in Gebeten bedacht. Die Freizeit geht jedoch weiter, und nach einiger Zeit geht man zum Tagesprogramm über.

Aber ich nicht. Am liebsten möchte ich mich in meinem Zimmer einschließen und mit keiner Menschenseele sprechen. Zu sehr tobt ein Kampf in meinem Innern. Drei Tage lang halte ich mich von den anderen zurück und kann die Freizeit nicht mehr genießen. Ich hadere sogar mit Gott, dass Er mich vor eine so schwere Entscheidung stellt. Was müsste ich alles regeln, wenn ich tatsächlich gehen sollte! Meine vielen Aktivitäten, eine gut gehende Praxis mit vielen mir ans Herz gewachsenen Patienten, ein sicheres Einkommen, meine Gemeinde – das alles kann man doch nicht so mir nichts dir nichts von heute auf morgen aufgeben! Und dann die Gefahr! Oft liest man von den Aktivitäten der Terroristen mit nahezu täglichen Bombenanschlägen in Pakistan! Kann ich das Klima überhaupt vertragen? Sicher muss ich die dortige Sprache lernen – und weiß noch nicht einmal, wie sie heißt. Reicht mein bisschen Schulenglisch fürs erste aus? Und wovon soll ich leben? Finde ich genug Spender, die für meinen Unterhalt dort sorgen? Und außerdem – könnte auch mich die Malaria dort erwischen?

Ich winde und winde mich. Auch nachts komme ich kaum zur Ruhe. Und doch weiß ich im Innern genau, dass alles Wehren vergeblich ist. Wofür, sagt Gott, habe ich dich Medizin studieren lassen? Wofür bekommst du deine Unfallrente? Wofür arbeitet schon ein Jahr lang ein Assistent in deiner Praxis, der die Praxis übernehmen könnte?

Leicht ist es nicht, zu einer Antwort zu kommen. Aber nach drei Tagen habe ich mich zu einem „Ja" durchgerungen. Oder besser gesagt, Gott hat meinen Willen in Beschlag genommen und mir keine Ausflüchte gelassen.

Ja, ich will gehen.

Wie anders werden die nächsten und letzten Tage der Freizeit! Wie gelöst und beinahe enthusiastisch kann ich die restliche Zeit genießen! Die anfängliche Besorgnis wandelt sich in Begeisterung, ja, in Vorfreude. Die anderen Freizeitteilnehmer unterstützen mich sehr, ermutigen mich und freuen sich mit mir. Der Kreis wird mich ein Leben lang begleiten.

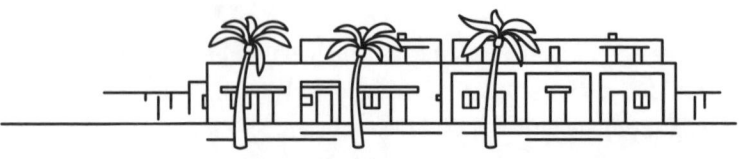

Nimm du mich ganz hin, o Gottessohn,
du bist der Töpfer, ich bin der Ton.
Mach aus mir etwas nach deinem Sinn,
während ich harre, nimm mich ganz hin!

ADELAIDE A. POLLARD, (1907)

Muss das denn alles sein?

Der Pfarrer, der uns in Serrahn die Andachten gehalten und von dem Krankenhaus in Pakistan erzählt hat, ist Mitarbeiter derselben Missionsgesellschaft, der auch meine Vorgängerin angehörte.

Meine nächste Frage ist, ob mich die Missionsgesellschaft überhaupt annimmt. Ich werde zu einem Interview eingeladen und mit offenen Armen willkommen geheißen. Dort gibt es ein Programm für ältere Kurzzeitmitarbeiter, gedacht für rüstige Frührentner, die sich in der Mission nützlich machen wollen. Dieses Programm erfordert nicht die normale längere Vorbereitungszeit, denn die Zeit drängt. Von einem Kurzzeiteinsatz kann aber nicht die Rede sein, und tatsächlich werde ich kurze Zeit später ein „normaler" Mitarbeiter.

Man besteht aber darauf, dass ich vor dem medizinischen Einsatz vor Ort erst einen Urdu-Sprachkurs im Lande absolvieren muss, und der nächste fängt erst im kommenden Mai an. So bekomme ich doch noch einige Zeit, um mich ordentlich vorzubereiten.

Da sind dann ja doch einige wichtige Fragen zu klären. Ich hatte mir vorgestellt, mit meinem Praxisassistenten einige Jahre lang zusammen die Praxis zu führen und ihn mehr und mehr zu beteiligen, bis ich mich dann ganz zurückziehen und mich nur noch der Musik widmen könnte. Und wieder muss Gott gelächelt haben.

Nach kurzer Überlegung sagt der Assistent zu, die Praxis sofort zu übernehmen, auch wenn er es sich anders gewünscht hätte. Bis heute bin ich ihm dankbar für diese schnelle Entscheidung. Ein Großteil der Patienten bleiben der Praxis treu, und ich höre im Nachhinein viel Gutes über den neuen Doktor.

Ein weiteres Problem ist die Gesundheit meiner Mutter. Sie hatte vor Jahren eine Magenkrebsoperation, nach der wohl zahlreiche Verwachsungen im Bauchraum entstanden sind. Immer wieder treten Koliken auf, die eine sofortige Behandlung erfordern. Erst vor ein paar Jahren ist meine Mutter in meine Nachbarschaft gezogen und war so froh, dass ich in der Nähe bin. Wie soll ich ihr nur schonend beibringen, dass ich nach Pakistan gehen werde? Ich rechne damit, dass sie in Tränen ausbricht und mich zurückhalten will. Aber es kommt anders. Die Tränen kommen ihr tatsächlich, als sie meine Hand hält und sagt: „Klaus, ich habe das ganze Leben dafür gebetet, dass du einmal in die Mission gehst!" Und nun ist es an mir, zu weinen. Ich kann sie aber getrost zurücklassen, denn wofür hat man einen Zwillingsbruder, der ebenfalls Arzt ist? Er kümmert sich in den nächsten Jahren vorbildlich um sie.

Weil meine aktive Chirurgiezeit nun schon über zwanzig Jahre zurückliegt, entschließe ich mich, für drei Monate wieder in einem Krankenhaus in der Chirurgie zu arbeiten. Die „handwerklichen" Fähigkeiten müssen aufgefrischt werden. Dort kann ich fachübergreifend auch bei Kaiserschnitten assistieren, wenn auch nicht selbst operieren.

Die Missionsgesellschaft schickt mich zu einigen Vorbereitungskursen. Ich lerne viel über fremde Kulturen und Anpassungsstrategien. Ich muss einen Einführungskurs darüber machen, wie man am effektivsten eine Fremdsprache erlernt. Auch ein vierwöchiger Kurs in Tropenmedizin ist obligat, den ich allerdings erst nach dem Sprachstudium in Pakistan absolvieren kann.

Die Ausreise naht. Meine Heimatgemeinde gestaltet einen bewegenden Aussendungsgottesdienst. Die Schlange der Leute, die sich am Ausgang von mir verabschieden wollen, ist schier endlos. Viele ehemalige Patienten und auch Kollegen sind darunter.

Und dann ist es endlich so weit. Der Tag der Abreise ist gekommen. Als ich in die Abflughalle des Düsseldorfer Flughafens komme, erwartet mich noch eine Überraschung: Einige junge Leute aus meiner Gemeinde haben es sich nicht nehmen lassen, trotz der frühen Morgenstunde zum Flughafen zu kommen und mir das Geleit zu geben!

Doch in das Flugzeug steige ich alleine. Wirklich alleine? Nein, denn ich habe den besten und kompetentesten Begleiter an meiner Seite: meinen himmlischen Vater.

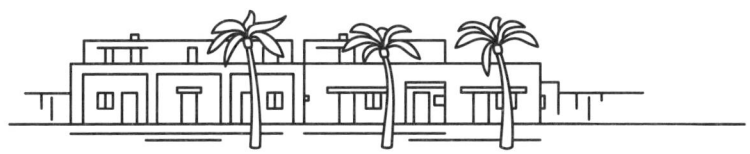

Du weißt den Weg für mich, du weißt die Zeit,
dein Plan ist fertig schon und liegt bereit.
Ich preise dich für deiner Liebe Macht,
ich rühm die Gnade, die mir Heil gebracht.
HEDWIG V. REDERN (1866–1935)

Fast angekommen

Da stehe ich nun, bestellt und nicht abgeholt. Fast vierundzwanzig Stunden unterwegs, zweimal das Flugzeug gewechselt, übernächtigt und mit Kopfschmerzen. Stehe an der vereinbarten Stelle im Flughafen Islamabad* und warte. Eine andere Mitarbeiterin unserer Missionsgesellschaft, die in einem Krankenhaus in der Nähe von Abottabad* arbeitet und mich persönlich abholen wollte, ist kurzfristig verhindert. Dabei handelt es sich noch nicht um „mein" Krankenhaus, das noch eine ganze Tagesreise westlich von der Hauptstadt liegt, sondern um ein anderes näher an der Hauptstadt gelegenes Krankenhaus. Dessen Fahrer soll mich vom Flughafen abholen. Aber niemand ist in Sicht. Stattdessen werde ich von unzähligen Taxifahrern bedrängt, die mich alle befördern würden, wenn ich die Adresse wüsste. Ein Freund würde kommen, sage ich auf Englisch. Anscheinend verstehen sie das und lassen mich schließlich in Ruhe.

Endlich kommt er doch, der Fahrer, wahrscheinlich war er in einen Stau geraten. Er spricht so gut wie kein Englisch, aber nach knapp zwei Stunden lädt er mich in seinem Krankenhaus ab. Ich werde liebevoll empfangen und kann erst einmal ausschlafen. Ich bekomme Hilfe beim Geldwechseln und Einkaufen wichtiger Dinge: Ich brauche landesübliche Kleidung und eine SIM-Karte für mein Mobiltelefon.

Ende April ist es schon drückend heiß. Meine Frisur lässt mich noch mehr schwitzen, und ich lasse mir die Haare schneiden. Als ich bezahlen will, traue ich meinen Ohren kaum: Für eine halbe Stunde Arbeit nimmt der Friseur den stolzen Betrag von umgerechnet 30 Cent! Es soll noch eine ganze Weile dauern, bis ich mich an die Preise gewöhnt habe und nicht mehr unmäßig viel Trinkgeld gebe.

In Pakistan bin ich zwar angekommen, aber noch lange nicht an meinem eigentlichen Ziel! Vorher heißt es wieder die Schulbank zu drücken und Urdu zu lernen. Der viermonatige Schnellkurs findet in Murree* statt. Murree ist ein Touristenort in den Bergen nördlich von Islamabad und sehr beliebt als Ausflugs- und Urlaubsziel, besonders, wenn es im Sommer in der Ebene unerträglich heiß wird. Es liegt 2.300 m über dem Meeresspiegel und bleibt auch im heißesten Sommer angenehm kühl. Von dort kann man schon die mit ewigem Schnee bedeckten Berge des Himalaya sehen.

Aber ich bin nicht zum Vergnügen hier, erst recht nicht als Tourist. Nun heißt es lernen. Der Unterricht findet in kleinen Gruppen statt. Die Unterrichtsräume sind über einen Steilhang verteilt und nur über lange Treppen erreichbar. Anfangs habe ich ziemliche Atemschwierigkeiten wegen der Höhe, doch das legt sich schnell. Das GPA-Programm*, nach dem die Sprachschule arbeitet, ist so gar nicht mit dem vergleichbar, was ich aus Schulzeiten in Erinnerung habe. Aber es ist ziemlich effektiv und macht zudem Spaß.

In einem Vorort von Murree gibt es eine englischsprachige christliche Schule, ein Internat für Missionarskinder, das bis zum Abitur führt. Dort finden in einer alten Garnisonskirche sonntägliche Gottesdienste statt, die wir Sprachschüler auch besuchen. Ich lerne die Schule und die Lehrer kennen und bewundern. Der Musiklehrer lädt mich ein, im Musikteam mit der Trompete die Gottesdienste mitzugestalten. Das tue ich gerne. Und als zwei Schülerinnen mich darum bitten, ihnen Trompetenunterricht zu geben, mache ich zweimal die Woche die einstündige Wanderung von der Sprachschule zu dem Internat und unterrichte die beiden Mädchen.

Gegen Ende der Sprachschulzeit erfahre ich, dass der Musiklehrer für ein Jahr in Heimaturlaub geht und man dringend eine Vertretung sucht. Tatsächlich gerate ich in Versuchung, ein Jahr als Musiklehrer in Murree zu bleiben. So toll das auch wäre, in „meinem" Krankenhaus werde ich dringender gebraucht.

Der Monsun in diesem Sommer bringt ungewöhnlich starke Regenfälle. Tage-, ja, wochenlang schüttet es ungeheure Wassermassen vom Himmel. Es wird richtig kalt in Murree und dazu auch ausgesprochen feucht in den Häusern. Abends sitzen wir bibbernd vor dem Kamin, ziehen die dicksten Sachen an, die wir haben. In den Schränken verschimmeln Kleidungsstücke. Immer wieder muss ein Dach repariert werden, weil es durchregnet. Im ganzen Land treten die Flüsse über die Ufer. Weite Landstriche sind unter Wasser, sogar Häuser stürzen ein und begraben die Bewohner unter sich.

Auch aus „meinem" Krankenhaus kommen schlechte Nachrichten: Die Wassermassen richten ziemliche Schäden an. Im OP steht das

Wasser. Der Röntgenraum wird überflutet, ein teures Röntgengerät zerstört. Gerade in dieser Situation kommen viele Flutopfer zur Behandlung.

Ich habe den Eindruck, dass ich möglichst bald in „meinem" Krankenhaus eintreffen sollte.

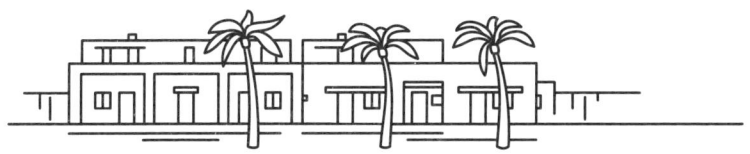

Schmeckt und seht, dass der HERR gütig ist!
Glückselig der Mann,
der zu ihm Zuflucht nimmt.
PSALM 34,9

Zugeständnis der Taliban

Noch bin ich nicht an meinem Bestimmungsort, sondern absolviere zunächst ein sechswöchiges Praktikum in einem anderen christlichen Krankenhaus, zwei Stunden von der Hauptstadt Islamabad entfernt.

Dort arbeiten mehrere Chirurgen und Gynäkologinnen, eine Kinderärztin und einige Allgemeinmediziner. Ich lerne eine Menge über hier übliche Behandlungsverfahren und -möglichkeiten. Ich arbeite sowohl auf den Stationen als auch in der Ambulanz und im Operationssaal.

An einem Wochenende werde ich eingeladen, bei einem Außeneinsatz in einem entlegenen Gebiet in den Bergen von Kohistan* mitzumachen. Der Einsatz wird im Rahmen einer multikulturellen Hilfsaktion von einem einheimischen Team organisiert. Verantwortlich ist eine humanitäre pakistanische Gesellschaft, die Wert darauf legt, dass auch Christen dabei sind. Zusammen mit einem deutschen Kollegen, der zu einem Kurzeinsatz im Lande ist, mache ich mit.

Es gibt eine mobile Apotheke mit den wichtigsten Medikamenten, mehrere muslimische Ärzte und eine Menge Helfer. Auch einige Ärztinnen sind dabei, was in der konservativen Gegend unverzichtbar ist. Wir fahren auf schmalen Bergstraßen, bis der Asphalt zu Ende ist. Unser Gepäck wird ausgeladen und auf Fußgänger verteilt. Anders kann man das Zielgebiet nicht erreichen. In den Dörfern der Umgebung wurde schon Wochen vorher der Besuch der mobilen Praxis angekündigt.

Als wir an dem vorbereiteten Dorfplatz angekommen sind, wird ein großes Plakat entfaltet, das über die Organisation informiert, die die Hilfsaktion gestartet hat. Eine große Menschenmenge hat sich dort versammelt, bestehend aus Patienten und Zuschauern. Zuerst wird gebetet. Ein Imam spricht ein Gebet, und auch die Christen werden aufgefordert, ein Gebet beizutragen. Nach einem kurzen Begrüßungsprogramm geht es an die Arbeit.
Ein großer Tisch wird so aufgestellt, dass an einem Ende die muslimischen Ärzte arbeiten, am anderen die christlichen. Die Patienten stehen in langen Schlangen an beiden Seiten an. Privatsphäre gibt es nicht; alle in der Nähe hören mit, welche Beschwerden vorgetragen werden. Nur für Untersuchungen an sensiblen Stellen geht man hinter einen Vorhang.

In vieler Hinsicht gleicht die Sprechstunde der in einer deutschen Allgemeinpraxis: Blutdruckprobleme, Rückenschmerzen, Magenbeschwerden. Einem Jungen entfernen wir einen Fremdkörper, der sich auf der Bindehaut eines Auges festgesetzt hat. Eine Mutter kommt mit einem schwer behinderten Kleinkind, das in Embryostellung verharrt, mit dem Daumen im Mund. Es hat ein Hautproblem, für das die Mutter nur eine Salbe möchte. Zur Untersuchung nehme ich das Kind auf den Schoß. Wider Erwarten schreit es nicht, als die Mutter es mir gibt. Ich schätze das Alter auf zwei Jahre, aber die Mutter ist sich sicher, dass es viel älter ist. Als ich merke, dass das Kind es offenbar gerne hat, wenn ich ihm über die Wangen streichele, lasse ich es einige Zeit auf meinem Schoß, während ich die nächsten Patienten behandele. Die Mutter lässt es geschehen und nimmt das Kind nach ein paar Minuten zurück.

Als die „Sprechstunde" zu Ende ist, gibt es ein Treffen mit den Ältesten des Dorfes. Wir sitzen in einem großen Kreis und müssen uns die Dankesreden der Verantwortlichen gefallen lassen. Ein solch außergewöhnliches Ereignis muss gebührend gewürdigt und mit einer Zeremonie abgeschlossen werden, so will es die Tradition.

Auf dem langen Heimweg erzählen wir uns gegenseitig von unseren Erfahrungen an diesem Tag. Ich traue meinen Ohren nicht, als zwei einheimische Mitarbeiter berichten, unter den vielen Leuten, die bei der Aktion zugegen waren, seien auch zwei Taliban gewesen. Zufällig hätten sie mitbekommen, wie sie uns beobachtet haben. Während ich das behinderte Kind auf dem Schoß hatte, habe der eine zu dem anderen gesagt: „Sieh mal da zu dem Behandlungstisch: Die Christen haben unsere Kinder lieber als wir!"

———

Zurück geht es in das Krankenhaus in der Nähe von Abottabad. Die sechs Wochen dort sind ein wertvolle Zeit der Umstellung. Ich muss von meiner hochgestochenen westlichen Vorstellung von Medizin herunterkommen auf die Ebene von fast primitiver Basismedizin. Ich lerne, mit den gegebenen Möglichkeiten Vorlieb zu nehmen und das Beste aus ihnen zu machen.

Hier mache ich auch die ersten fünf Kaiserschnitte meines Lebens: Eine liebe Kollegin hilft mir dabei auf die Sprünge. Anfangs bin ich ziemlich ängstlich. Das legt sich mit der Zeit, und heute kann ich darüber nur lächeln: Inzwischen habe ich weit über zweitausend Kaiserschnitte gemacht. Übrigens: Nicht einer davon war ein „Wunschkaiserschnitt"; diese haben wir grundsätzlich abgelehnt. Alle Kaiserschnitte geschahen aus medizinischer Indikation.

Und – welch Wunder – in diesem Krankenhaus werden inzwischen endoskopische* Operationen gemacht! Das reizt mich besonders, und tatsächlich führe ich nach einiger Zeit selbst eine endoskopische Gallenblasenentfernung durch. Faszinierend, wie das mit den entsprechenden Geräten klappt! Ich nehme mir vor, die Möglichkeiten dafür auch in „meinem" Krankenhaus zu schaffen. Es erweist sich später jedoch als Utopie, weil essentielle Voraussetzungen, wie Stickstoffzylinder und verlässliche Elektrizität, in unserer Gegend nicht zu haben sind.

Diese Wochen gehen viel zu schnell zu Ende. Und schon ist der Tag da, an dem ich von dem Fahrer „meines" Krankenhauses abgeholt und in einer vielstündigen Fahrt an den Ort meiner Bestimmung in der Nähe der afghanischen Grenze gebracht werde.

Schon auf dem Weg bekomme ich zu spüren, dass die geographische Lage unseres Krankenhauses einige schwerwiegende Besonderheiten bietet. Es liegt in einer „restricted area*", in der noch laufend militärische Aktionen gegen Terroristen stattfinden. In dieses Gebiet kommt man nur mit einer besonderen Erlaubnis, und Ausländer müssen von der Polizei beobachtet und beschützt werden. Kurz nachdem wir den Indus* überquert haben, tauchen plötzlich Polizeifahrzeuge auf, die uns knappe zwei Stunden eskortieren, bis wir am Ort der Bestimmung angekommen sind.

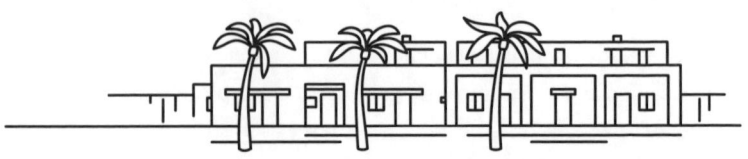

Nun aufwärts froh den Blick gewandt
und vorwärts fest den Schritt!
Wir gehen an unsers Meisters Hand,
und unser Herr geht mit.

AUGUST HERMANN FRANCKE (1889)

Ganz angekommen

Welch ein überwältigender Empfang! Nie hätte ich das erwartet, und nie habe ich so etwas zuvor erlebt! Als ich aus dem Auto steige, sehe ich mich einer Menge von Menschen gegenüber, die alle auf mich gewartet haben. Ein großer Teil der Belegschaft ist da, ganze Familien, einheimische und ausländische Mitarbeiter – ich bin gerührt! Man hat eine kleine Musikkapelle aus dem Ort bestellt, sie spielen auf traditionellen Instrumenten eine ohrenbetäubende Willkommensmusik. Nicht genug, jetzt wird auch noch getanzt! Die Ammahs* führen einen Rundtanz auf, und nach einer Weile – o Schreck – werde ich aufgefordert mitzumachen! Natürlich tue ich das und versuche, nicht allzu sehr den Ablauf zu stören. Dann hole ich meine Trompete aus dem Auto und blase den Choral „Nun danket alle Gott". Das wird begeistert aufgenommen und öffnet mir die Herzen.

Man zeigt mir das Krankenhausgelände: ein Rechteck mit einer Länge von etwa 350 Metern, umgeben von einer hohen Mauer mit Wachtürmen, auf denen das Objekt durch das Militär ununterbrochen bewacht wird. Etwaige Terroristen sollen abgeschreckt werden. Das Gelände wird „Compound*" genannt. Ein knappes Drittel der Fläche beherbergt die Krankenhausgebäude, der Rest ist Wohnbereich für Mitarbeiterfamilien. Ausländer dürfen den Compound nur unter Polizeischutz verlassen. Die Regierung fürchtet Kidnapping und langwierige Lösegeldverhandlungen. Mit einem bewaffneten Soldaten hinter mir mag ich aber nicht einkaufen gehen, was ja eigentlich erst recht die Aufmerksamkeit auf sich ziehen würde. So bleibt der Compound für die nächsten Jahre mein privates Gefängnis. Aber es ist ein sehr schönes Gefängnis, wenn man mich fragt. Acht Gärtner halten das Gelände das ganze Jahr über in Schuss. Tropische Vielfalt an Blumen, eine Menge schattenspendender Bäume, Gemüsegärten, ein betoniertes Badmintonfeld, sogar ein kleines Schwimmbad ist vorhanden, das allerdings wegen chronischem Wassermangel nur selten gefüllt wird. Der absolute Höhepunkt aber ist – eine Sauna!

Wie kommt eine Sauna ins tropische Pakistan, wo jedermann versucht, so wenig wie möglich zu schwitzen und die Ventilatoren und Klimageräte Hochkonjunktur haben? Die Antwort ist einfach: Große Teile des Krankenhauses sind von einer finnischen Missionsgesellschaft gebaut worden. Und ganz klar – wo Finnen sind, ist auch eine Sauna! Anfangs nutze ich sie noch nicht, aber im Laufe der Zeit lerne ich sie lieben, auch wenn es im Sommer heiß wird. Der Entspannungswert ist unschätzbar, besonders unter den extremen Umständen, unter denen ich in den folgenden Jahren arbeiten werde.

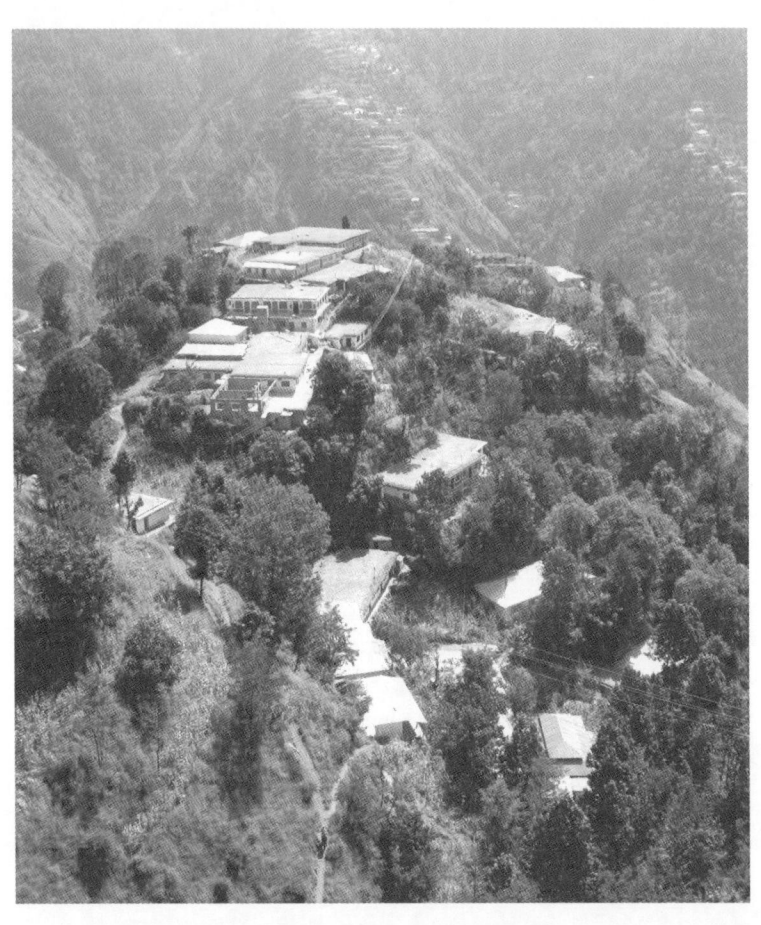

Schwer zugängliches Dorf im gebirgigen
Norden Pakistans

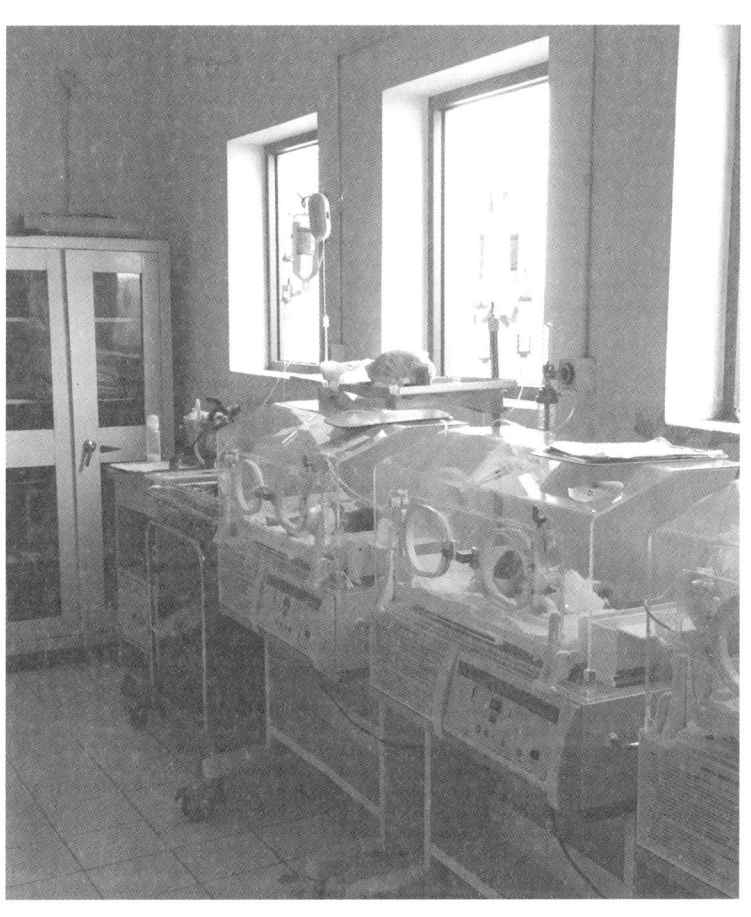

Auf der frisch eröffneten Babystation

Im Krankenhausteil des Compounds steht auch die kleine Kirche, der einzige christliche Versammlungsraum weit und breit. Sie bietet etwa 100 Menschen Platz. Die wenigen Christen, die im Ort außerhalb des Krankenhauses wohnen, treffen sich mit dem christlichen Krankenhauspersonal hier zum Gottesdienst. Es gibt sogar eine kleine Glocke! Das hochaufragende Kreuz an der Stirnwand ist rot angestrichen. Während jeder Veranstaltung wird die Kirche samt Umgebung streng von Soldaten bewacht.

Ziemlich schnell geht es dann an die Arbeit. Vier Stationen, der Entbindungsraum und die geschlechtergetrennten Ambulanzen wollen versorgt werden. Zum Glück bin ich nicht alleine. Eine junge russische Ärztin arbeitet inzwischen hier. Ihr Mann ist der augenblickliche Verwaltungschef, ein unerfreulicher Job, wenn man immer wieder Mangel und Schwierigkeiten zu versorgen hat, wie ich bald erfahren werde. Und, welche Freude, ein pensionierter englischer Missionsarzt, der in vergangenen Tagen einmal Ärztlicher Direktor dieses Krankenhauses war, kommt für drei Monate mit seiner Frau, um mich einzuarbeiten! Er ist Chirurg, sie Gynäkologin. In der kurzen Zeit lerne ich mehrere für mich neue Operationen von ihnen, vor allem fachübergreifende. Ein Allgemeinchirurg in Deutschland macht ja normalerweise keine Mandelentfernungen, aber hier ist es nötig. Ich lerne das ganze Spektrum von Operationen, die in einem Basiskrankenhaus in Frage kommen, wenn die nächsten Fachabteilungen weit weg und die Patienten sowieso zu arm sind, eine Facharztbehandlung oder eine Spezialoperation zu bezahlen: Prostataentfernungen, Gebärmutterentfernungen, Ovarialzystenoperationen*, geburtshilfliche Operationen wie Sphinkternähte* und Dammreparaturen. Bis hin zum Zähneziehen!

Zwischendurch kann ich mich aber auch entspannen. Ideal dafür ist unser Badmintonfeld. Der ältere Kollege fordert mich heraus. Während er auf einer Stelle stehenbleibt und nur wie von ungefähr ab und zu den Arm hebt und den Federball schlägt, renne ich wie wild im Feld umher, um möglichst jeden Ball zu parieren. Wir spielen um Punkte, und nur selten kann ich überhaupt einen Punkt machen. Ich staune, als er mir sein Alter verrät: stolze achtzig Jahre!

Mein Jahresvisum zwingt mich, das Land alle drei Monate zu verlassen, wenn auch nur für ein paar Tage. Ich nutze die Gelegenheit, einmal Afghanistan kennenzulernen. Dort arbeitet ein Ehepaar unserer Missionsgesellschaft, das mich eingeladen hat. Es ist mühevoll, ein Visum für Afghanistan zu erhalten. Ich muss persönlich nach Islamabad zur afghanischen Botschaft, sowohl zur Beantragung als auch zur Abholung. Aber es klappt. Und so sitze ich eines Tages im Flugzeug nach Kabul*. Erst viel später erfahre ich, dass die Fluggesellschaft einen schlechten Ruf hat. In der EU steht sie auf der schwarzen Liste und besitzt somit keine Landeerlaubnis. So aber genieße ich den Flug. Interessant, das Grenzgebiet zwischen Pakistan und Afghanistan aus der Luft zu sehen: endlose schroffe Gebirgsketten, fast kein Pflanzenwuchs, nur hin und wieder mal eine kleine Ortschaft. Wir landen problemlos in Kabul. Der Flughafen ist vollgestellt mit Militärmaschinen. Entsprechend heftig sind auch die Sicherheitsmaßnahmen: Nicht weniger als sieben Mal werde ich penibel kontrolliert.

Afghanistan liegt in einer besonderen Zeitzone: Der Zeitunterschied zu Pakistan ist eine halbe Stunde. Auch überraschend ist für mich, dass es in Afghanistan wieder Rechtsverkehr gibt, nachdem ich mich gerade an den Linksverkehr in Pakistan gewöhnt habe.
Ich lerne Kabul kennen. Kaum ein Straße sehe ich, die nicht reparaturbedürftig ist. Extreme Armut und provozierender Reichtum liegen eng nebeneinander, manchmal in derselben Straße. Überall herrscht quirlendes Leben; ich treffe auf nette aufgeschlossene Menschen, wem ich auch begegne. Ich besuche einen Gottesdienst in einer internationalen christlichen Gemeinde, der allerdings nur unter entsprechenden Sicherheitsvorkehrungen stattfindet.

Vor einigen Monaten haben die Taliban im Norden des Landes ein augenärztliches Missionsteam ermordet. An diesem Wochenende findet ein Gedenkgottesdienst statt, zu dem unter den Christen im Lande eingeladen worden ist. Das geschieht natürlich nur mündlich und hinter vorgehaltener Hand, um keine Informationen an Terroristen durchsickern zu lassen. Auch ich darf dabei sein. Erst im letzten Augenblick wird über eine Telefonkette der Ort des Geschehens bekanntgegeben. Teilweise getarnt kommen die Besucher. Ich erlebe einen bewegenden Gottesdienst, der in englischer Sprache abgehalten wird.

Unvergesslich bleibt mir ein Erlebnis auf dem Flughafen Kabul beim Abflug zurück nach Pakistan. Wieder durchlaufe ich zahlreiche Kontrollen. Bei einer Gelegenheit werde ich von einer Offizierin ausgefragt: woher ich käme, was ich in Pakistan tue, warum ich in Afghanistan war. Ich beantworte ihre Fragen wahrheitsgemäß, ohne sensible Einzelheiten mitzuteilen. Aber ich sage ihr auch, dass ich Missionsarzt in Pakistan bin. Sie hält inne, sieht mich mit großen Augen an, und ihre Stimme wird leise und eindringlich: „Fliegen Sie nicht zurück nach Pakistan!", sagt sie. „Hier in Afghanistan haben wir Sie nötiger als die Leute in Pakistan!"
Ergreifend ist es und zugleich demütigend zu sehen, wie groß die Not überall ist. Wie gut haben wir es – medizinisch gesehen – in Europa! Den zumeist muslimischen Menschen in Afghanistan macht es offensichtlich nichts aus, wenn auch Christen mithelfen, der Not zu begegnen. Später erfahre ich, dass viele Afghanen für medizinische Behandlungen nach Pakistan reisen, wenn sie es sich denn leisten können. Bis vor Kurzem wurden auch in unserem Krankenhaus viele afghanische Flüchtlinge behandelt, die es über die Grenze geschafft haben. Jetzt jedoch ist die Grenze geschlossen und wird vom Militär weitgehend kontrolliert.

Mit einem beträchtlich erweiterten Horizont fliege ich zurück nach Pakistan.

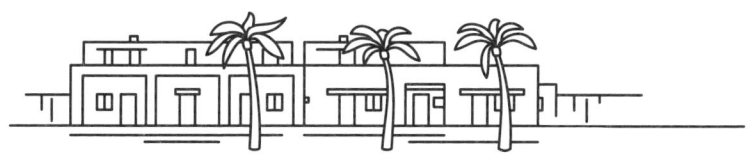

..., indem ihr alle eure Sorge auf ihn werft,
denn er sorgt für euch!
1. PETRUS 5,7

Der schnöde Mammon

Wenn auch ein Wohlstandsgefälle von Afghanistan nach Pakistan besteht – in unserer Gegend merkt man nicht viel davon. Die meisten unserer Patienten sind sehr arm und kämpfen jeden Tag ums Überleben. Es gibt keine gesetzliche Krankenversicherung in Pakistan. Wenn eine lebenswichtige Behandlung notwendig wird, müssen die Kosten irgendwie aufgebracht werden. Kann zum Beispiel das Insulin für die Diabetikerbehandlung oder der Kaiserschnitt bei Geburtskomplikationen nicht bezahlt werden, findet auch keine Behandlung statt, und der Patient stirbt möglicherweise.

Das soll bei uns natürlich nicht passieren. Aber auch das Krankenhaus muss überleben, das heißt, wir müssen Gehälter zahlen, Medikamente einkaufen, für Strom, Wasser und Gebäudeerhalt sorgen, auch der

Steuerbehörde einen ausgeglichenen Haushalt vorlegen. Am liebsten würden wir alle Patienten umsonst behandeln. Man kann sich jedoch leicht vorstellen, wozu es dann käme: zum totalen Zusammenbruch. Also müssen auch wir von den Patienten Geld nehmen.

Es ist aber ebenso klar, dass das Krankenhaus nur mit den Einnahmen von Patienten nicht überleben kann. Natürlich gibt es keinerlei staatliche Zuschüsse, erst recht nicht für notwendige größere Anschaffungen. So war das Krankenhaus in seiner über 150-jährigen Geschichte ständig auf Spenden angewiesen und ist es auch heute noch. Bei finanziellen Engpässen muss ich mich immer wieder fragen: Traue ich es Gott zu, für solch ein Werk Tag für Tag zu sorgen?

Für Härtefälle ist ein Fonds eingerichtet: unsere Armenkasse. Sie wird aus Spenden finanziert. Um Missbrauch vorzubeugen, wird vor der Vergabe von „Charity*" ein penibles Auswahlverfahren durchlaufen, in dem die finanziellen Verhältnisse des Patienten so gut wie möglich überprüft werden. Am häufigsten wird Charity für Langzeitpatienten vergeben, und da vor allen Dingen für Frühgeborene, die oft eine wochenlange Inkubatorbehandlung* benötigen.

So oft darf ich die Erfahrung machen: Gott lässt sein Werk nicht wegen finanzieller Schwierigkeiten fallen. Oft völlig unerwartet dürfen wir uns über Spenden freuen, die im entscheidenden Augenblick eingehen.

Ein Beispiel ist unsere Babystation, die an die Entbindungsstation angeschlossen ist. Schon lange Zeit ist es mir ein Dorn im Auge, dass alle Babys im Bett ihrer Mutter bleiben, auch wenn sie erkrankt sind und eine eigene Behandlung brauchen. Windeln sind ein Luxus, der den meisten Müttern fremd ist. Man bedient sich einiger schmutziger Lappen, um das Kind zu wickeln. Nach spätestens einem Tag Aufenthalt starren die Patientenbetten oft vor Dreck. Der Fußboden dient regelmäßig sowohl als Wickelkommode als auch als Müllablageplatz und muss oft mehrmals täglich von den Ammahs gesäubert werden. Außerdem sind die Kinder hilflos den traditionellen Praktiken der Verwandten ausgeliefert. So werden jedem Neugeborenen die Augen mit Mascara verschmiert und die Babys mit einem speziellen Strick regelrecht gefesselt, der oft tief ins Fleisch einschneidet und manchmal – besonders wenn das Kind schon vorher Atemprobleme hatte – zum Ersticken des Kindes führt.

Komplett von eingegangen Spenden ist es dann eines Tages so weit, dass wir eine Neugeborenenstation bauen können, zu dem nur die Mütter zum Stillen Zugang haben. Sie müssen sich am Eingang die Hände waschen, die Schuhe wechseln und saubere Schutzkleidung überziehen. Wie dankbar sind wir, als wir endlich genügend Personal aufbringen können, um die Neugeborenenstation rund um die Uhr besetzen zu können! Die Babys werden von den Schwestern gebadet, gewickelt und allgemein versorgt. Hier können wir auch praktische Schulungen für die Mütter anbieten. Erst recht profitieren von der Station die kranken Babys und Frühgeborenen. Unser ganzer Stolz ist eines Tages Mustafa, der bei seiner Geburt nur 900 Gramm wog und der nach einigen langen Wochen gesund entlassen werden konnte: eine absolute Rarität bei der hohen Kindersterblichkeit in unserer Gegend. Möglich war das nur durch unsere Babystation! Sie ist einzigartig in der ganzen Umgebung, und viele auswärtige Ärzte überweisen nun gefährdete Kinder zu uns.

Über die Jahre erlebe ich immer wieder, dass Gott sein Werk nicht im Stich lässt. Das erfahre ich auch vor kurzem, als es mir nach einer längeren, sehr anstrengenden Periode gesundheitlich schlecht geht. Der dringend benötigte Heimataufenthalt scheint mir zu kurz, und ich weiß nicht, ob ich überhaupt noch einmal zurück an meinen Einsatzort gehen kann. Da fragt eine Frau per E-Mail nach, ob ich noch in Pakistan arbeite. Sie habe bei einem meiner Vorträge vor zehn Jahren von dem Krankenhaus gehört und hätte jetzt 30.000 Euro übrig – welch eine Ermutigung! Endlich können wir die lange geplante und immer wieder hinausgeschobene Anschaffung einer Sauerstoffgewinnungsanlage in Angriff nehmen, die besonders für die Frühgeborenen dringend benötigt wird. Selbstredend trägt die Nachricht auch zu meiner schnellen Genesung und Rückkehr bei.

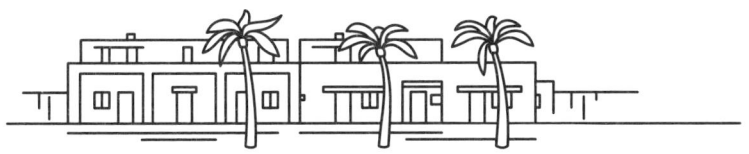

Gepriesen sei der HERR!
Tag für Tag trägt er unsere Last;
Gott ist unsere Rettung.
PSALM 68,20

Unser täglich Brot

Irrigerweise hatte ich angenommen, dass meine Vorgängerin eine
Ärztin unter vielen sein musste, wie es ja in deutschen Krankenhäusern normalerweise der Fall ist. Ich hielt es für selbstverständlich,
dass ich nur brav die entstandene Lücke abdecken und mich in ein
Ärzteteam einzuarbeiten hätte. Erst vor Ort erfahre ich, dass sie die
Ärztliche Direktorin des Krankenhauses war und sozusagen alles zu-
sammengehalten hat. Kurz nach ihrem plötzlichen Tod hatten sämtliche Ärztinnen das Krankenhaus verlassen. Eine Zeit lang konnte nur
die Entbindungsstation mit ihren Hebammen arbeiten. Alle waren
erleichtert, als eine russische Ärztin mit ihrem Mann kam und wieder
einen, wenn auch eingeschränkten, medizinischen Betrieb möglich
machte! Zusätzlich half kurzzeitig eine amerikanische Ärztin, die früher längere Zeit in unserem Krankenhaus gearbeitet hatte.

Kurz nach meiner Ankunft hält der Verwaltungsrat des Krankenhauses seine halbjährliche Tagung ausnahmsweise auf unserem Gelände ab. Er setzt sich aus Vertretern verschiedener Missionsgesellschaften, die am Aufbau und Unterhalt des Krankenhauses beteiligt sind, Vertretern der „Church of Pakistan*" und Amtsträgern aus der örtlichen Krankenhausleitung zusammen. Einstimmig ernennen sie mich zum Ärztlichen Direktor des Krankenhauses. Das bedeutet, dass ich nicht nur die Verantwortung für alle medizinischen Belange des Krankenhauses und für die hier tätigen Ärzte habe, sondern auch Verwaltungsarbeit tun muss. Beides ist eine echte Herausforderung; beides wird mir in den nächsten Jahren zeitweilig äußerst schwer fallen. Aber für beide Aufgaben erfahre ich in einem nie vorher gekannten Maß Gottes Hilfe, in der täglichen Arbeit genauso wie in prekären Situationen, von denen es eine Menge geben wird.

Ein Tagebucheintrag beschreibt meinen Alltag in der nächsten Zeit:

Glücklicherweise hatte ich diese Nacht keinen Notdienst und konnte also ruhig schlafen. Kurz nach sechs wird es plötzlich laut draußen: Der Gebetsruf von der Moschee direkt neben dem Krankenhausgelände ertönt, als wäre das Minarett genau vor meinem Schlafzimmer. Auf jeden Fall erspart es mir den Wecker. Meine Dusche funktioniert heute gut. Es dauert immer etwas, bis das warme Wasser kommt, und um Wasser zu sparen, stelle ich einen Eimer unter die Dusche. Mit dem Wasser spüle ich die Toilette, denn die Zuleitung zur Toilettenspülung funktioniert nicht immer.

Für mein Frühstück backt mir mein Koch einmal wöchentlich Brot nach einem deutschen Rezept, das er von meiner Vorgängerin bekommen hat. Er kommt dreimal in der Woche für ein paar Stunden ins Haus und kauft mir auch die nötigen Lebensmittel ein. Aber *heute komme ich zunächst nicht zum Frühstücken. Ein Anruf von der Frauenstation: ein Neugeborenes mit Tetanus* hat einen Atemstillstand. Ich gehe sofort hin und intubiere* das Kind. Ein automatisches Beatmungsgerät haben wir nicht, das wäre auch gar nicht gut bei den vielen Stromausfällen. Also muss eine Schwester abgestellt werden, die das Kind per Hand beatmet; möglicherweise kann sie von der Mutter dann und wann abgelöst werden.*

Zur Morgenandacht, die jeden Morgen um acht in der Krankenhauskapelle (natürlich in Urdu) stattfindet, komme ich heute zu spät. Sie wird von den Mitarbeitern gestaltet. Manchmal bin auch ich an der Reihe. In Urdu kann ich es noch nicht, also spreche ich in Englisch, und es findet sich immer ein Übersetzer. Gleich anschließend gibt es die Stationsandachten in Paschtu, was hier augenscheinlich fast alle Leute verstehen. Auf jeder Station wird von den Mitarbeitern ein Lied gesungen, und einer von ihnen hält eine kurze christliche Ansprache. Die Patienten hören still zu, weglaufen können sie ja schließlich nicht. Ich habe nie erlebt, dass sich jemand über die Andacht beschwert hätte.

Gleich danach mache ich Visite. Ich bin noch nicht fertig, da wird ein Notfall hereingebracht: ein Baby, das unglücklicherweise neben dem Ofen lag, aus dem eine Stichflamme kam und die Decke in Brand steckte. Wahrscheinlich hat man es erst spät gemerkt, denn die gesamte obere Körperhälfte des Kindes ist bis drittgradig* verbrannt. Es wimmert nur noch, schreien kann es nicht mehr. Sofort nehme ich es mit in den OP. Unter Narkose versuche ich, das stinkende verbrannte Gewebe so gut es geht zu entfernen. Eine horrende Ersterfahrung wartet auf mich: Ich fasse ein Stück verbrannte Haut an der Hand des Kindes mit der Pinzette und will es vorsichtig entfernen, da löst sich die gesamte Haut handschuhartig mit allen Nägeln von der Unterfläche! Fast zwei Stunden bin ich mit dem Kind beschäftigt, währenddessen die Intensivbetreuung läuft. Erst dann kann ich schnell mit der Visite auf den anderen Stationen weitermachen. Zeit lassen kann ich mir aber nicht, denn in der Ambulanz warten schon eine Menge Patienten.

Die Ambulanz läuft üblicherweise geschlechtergetrennt. Wenn operiert wird, wird die Ambulanz unterbrochen, manchmal für Stunden. Die Patienten schimpfen zwar, aber Warten ist man gewöhnt hier in Pakistan. So geschieht es auch heute. Ich muss einen Kaiserschnitt übernehmen. Also verschwinde ich sofort nach Ambulanzbeginn im OP. Es gelingt mir, das Kind zur Welt zu bringen. Ich warte geduldig, bis die Nachgeburt sich löst. Aber den Gefallen tut sie mir nicht. Die Gebärmutter hat sich überhaupt nicht zusammengezogen. Eine Ursache wäre: Es ist noch ein Baby drin! Und so ist es auch. Ich sprenge die zweite Fruchtblase und hole den zweiten Zwilling. Viermal ist in der Schwangerschaft ein Ultraschall gemacht worden, wie ich später erfahre, und viermal wurde das zweite Kind übersehen. So läuft das hier. Glaube nichts, überprüfe alles, und sei immer auf Überraschungen gefasst. Nachdem ich auch das zweite Kind geholt habe, geht alles wie gewohnt. Zurück geht es zu den ambulanten Patienten ...

Zwischendurch mache ich meine Mittagspause, da müssen die Patienten eben noch etwas länger warten. Ich bin auch nur ein Mensch, der nicht Tag und Nacht ohne Unterbrechung durcharbeiten kann. In der Zwischenzeit läuft in der Wartezone über einen alten Fernseher der Jesus-Film, für den es eine Paschtu-Synchronisation gibt. Er wird immer wieder gerne von den Patienten angesehen.

Die Ambulanz macht mir noch etwas Mühe, weil ich einen Übersetzer brauche, der sowohl Urdu als auch Paschtu spricht. Wenn ich mit meinen wenigen Urdu-Worten schon mal eine Frage stellen kann, die die Patienten verstehen, kann ich sicher sein, dass der Patient sofort einen ganzen Schwall von Urdu-Wörtern über mich ergießt *und ich gleich wieder kapitulieren muss. Die Patienten kommen mit allen Arten von Krankheiten, angefangen von eiternden Zähnen über abfaulende Füße bis zu akuten Blinddarmentzündungen, wirklich das ganze medizinische Spektrum einschließlich – wer hätte das gedacht – Bluthochdruck und Diabetes mellitus*! Ich behandle eine Menge Hautkrankheiten, Durchfälle, Malaria, psychische Krankheiten.*

Zwischendurch werde ich auf die Frauenstation gerufen. Gerade ist eine Schlaganfallpatientin plötzlich verstorben, bei der wir in den letzten Tagen mühevoll den Blutzucker eingestellt hatten. Schon von weitem höre ich lautes hysterisches Geschrei. Um das Bett herum stehen etwa acht Frauen, alle laut schreiend und klagend, als wenn sie selbst eine schwere Verletzung erlitten hätten. Eine junge Frau, wohl eine Tochter der Verstorbenen, schlägt um sich, sodass sich die Krankenschwester in Sicherheit bringen muss. Das Personal trägt es mit Gleichmut, so reagieren pakistanische Frauen eben auf den Tod einer Angehörigen. Ist es, weil sie keine Hoffnung haben? Ist es, weil sie nicht die Erfahrung gemacht haben, dass ein liebender Gott seinen Sohn für sie geopfert hat, damit sie ewiges Leben haben können? In unserem Krankenhaus gibt es die einzigartige Möglichkeit, diesen Gott kennenzulernen, und das in einem muslimisch geprägten Land!

Weiter geht es mit der Ambulanz. Neben vielen anderen Patienten wird ein kleines achtjähriges Mädchen gebracht. Es sei zu Hause gefallen und wolle nicht mehr auf seinem Bein stehen. Obwohl äußerlich nicht viel zu sehen ist, zeigt das Röntgenbild einen Schienbeinbruch. Ich gipse das Bein ein. Als ich dem Vater eindringlich erkläre, wie wichtig es ist, morgen zur Gipskontrolle zu kommen, sieht er mich traurig an: Die Fahrt zum Krankenhaus ist so teuer, er kann es sich beim besten Willen nicht leisten, morgen wiederzukommen. Dabei handelt es sich um einen Betrag von umgerechnet einem

Euro! Mir bleibt nichts anderes übrig als zu hoffen und zu beten, dass der Fuß auf der Reise und zu Hause wie befohlen hochgelagert wird und nicht zu sehr anschwillt.

Als die Ambulanz endlich fertig ist, ist es schon zu dunkel für das geplante Badmintonspiel. Eigentlich braucht der Mensch ja auch etwas Bewegung, aber die muss wohl bis morgen warten. Meine tägliche Stunde Sprachunterricht verpasse ich jedoch nicht. Von der Sprachschule in Murree, die ich letztes Jahr besucht habe, hat sich ein Lehrer bereiterklärt, zu uns zu kommen und einige Ausländer zu unterrichten, darunter auch mich. Nach einer halben Stunde Sprachunterricht kommt der nächste Anruf: Ein weiterer Kaiserschnitt ist notwendig. Schon ist der Unterricht für heute zu Ende.

Es gibt nach meiner Beobachtung viel mehr ernsthafte Geburtskomplikationen als in Deutschland. Häufig kommen die Frauen erst zu uns, wenn alle anderen Möglichkeiten ausgeschöpft sind: unprofessionelle „Geburtshilfe" durch Verwandte und Nachbarn oder ebenso unprofessionelle Hilfe in sogenannten Geburtszentren. Es gibt viel mehr Totgeburten, unter anderem weil Vorsorgeuntersuchungen nicht wahrgenommen werden. Oft kommen die Frauen – manchmal nach langen Wegen – in desolatem Zustand hier an, sodass uns nichts anderes übrig bleibt als ein Kaiserschnitt. Während ich operiere, lässt die Männerstation mir ausrichten, ein neuer Patient sei eingeliefert worden, er habe eine infizierte Wunde. Sobald ich mit dem Kaiserschnitt fertig bin, schaue ich mir die „infizierte Wunde" an: Es ist ein sogenannter Platzbauch. Der Patient wurde vor zwei Wochen in Dera Ismail Khan, der nächsten großen Stadt (eineinhalb Stunden Fahrzeit von hier), gleichzeitig an Blinddarm und Galle operiert. Nach ein paar Tagen war er entlassen worden mit der Weisung, die Fäden in seiner Heimatstadt entfernen zu lassen. Das hatte er heute auch getan. Zurück in seinem Dorf, das wiederum drei Stunden Fahrzeit von hier entfernt ist, platzte der Bauch plötzlich auf, und die Eingeweide kamen heraus. Die Angehörigen stopften Eingeweide und Verbandmaterial in den Bauch zurück und machten sich auf den Weg zu uns: wieder drei Stunden. Für mich heißt es: wieder ab in den OP. Es stellt sich heraus, dass die Operationswunde völlig unfachmännisch verschlossen worden war: Das „Netz", eine besondere Art von Fettgewebe in der Bauchhöhle, das den Darm bedeckt, war offensichtlich mit dem unter der Haut liegenden Fettgewebe vernäht worden, was natürlich eine Lücke im Bauchfell verursacht und verhindert, dass die Muskelhaut ordentlich verschlossen werden kann. Meine Vermutung ist, dass der Chirurg den Verschluss der Bauchhöhle einfach einer Schwester überlassen hatte und davongegangen war. Unsere Mitarbeiter bestätigen mir nachher, das sei hier nichts Außergewöhnliches. Es sei überhaupt fraglich, ob die Operation von einem Chirurgen durchgeführt worden sei.

Endlich kann ich den OP verlassen. Zurück geht es auf die Männerstation, um mit der Abendvisite anzufangen. Da wird ein neuer Patient eingeliefert. Ein Mann ist von einem Dach gefallen, etwa drei Meter tief. Eine kleine Kopfplatzwunde, nicht weiter tragisch. Aber der Rücken ist sonderbar verformt. Das Röntgenbild zeigt einen Bruch des neunten Brustwirbelkörpers. Ein Wunder, dass der Mann keine Querschnittslähmung hat, sondern „nur" eine Schwäche im linken Bein. Keine Frage, der Bruch muss operativ stabilisiert werden. Aber hier hören unsere Möglichkeiten auf. Die Familie ist reich, sie können sich eine Operation leisten. Die nächsten Möglichkeiten sind in Peshawar oder in Rawalpindi, beides etwa sechs Stunden Fahrzeit entfernt, mit katastrophalen Straßenverhältnissen dorthin. Jedes Loch im Asphalt kann die endgültige Querschnittslähmung bedeuten. Wir versuchen einen Hubschrauber zu organisieren. Aber weder die Armee noch irgendeine zivile Organisation kann einen zur Verfügung stellen. Dabei gab es zur Zeit des großen Erdbebens im Jahre 2005 hier eine Menge Hubschrauber, wie mir gesagt wird. Aber so ist es: Bei Katastrophen gibt es so viel internationale

*Hilfe, dass die Helfer sich gegenseitig behindern, aber die Basisversor-
gung im Alltag ist schlecht. Das merken wir jetzt auch nach der Flut-
katastrophe im vergangenen Jahr. Das Interesse der Weltöffentlich-
keit lässt nach.*

Zurück zu unserem Verletzten: Ich starte einen Repositionsversuch.
Zwei Mann ziehen mit voller Kraft an den Füßen, zwei Mann halten
unter den Achselhöhlen dagegen. Es kostet Schweiß, aber es hilft!
Gefühl und Muskelkraft im linken Bein werden besser. Die Verwand-
ten besorgen einen Krankenwagen. Er steht um Mitternacht bereit.
Man schickt sich an, den Patienten zum Krankenwagen zu schieben.
Aber obwohl ich den Patienten sofort mit einem Dauertropf und
Schmerzmitteln versorgt habe, sieht er plötzlich seltsam blass aus und
verliert das Bewusstsein. Der Hämoglobinwert* ist auf 6 Gramm pro
Deziliter gefallen, der Blutdruck fast nicht mehr messbar. Ich sage
den Transport ab und beginne eine Blutspendeaktion. Drei
Verwandte spenden Blut. Es wird unverzüglich mit der Transfusion
begonnen. Dann kann ich endlich die Nachtvisite abschließen und
nach Hause gehen. Ich sollte dringend einige E-Mails beantworten.
Glücklicherweise funktioniert die Internetverbindung heute mal
wieder nicht, meine Energie hätte sowieso nur für eine E-Mail
gereicht. Also verschiebe ich die Post auf später und kann mich
endlich unter mein Moskitonetz legen.*

*Das war mal ein besonders anstrengender Tag. Nicht alle Tage sind
so gefüllt mit Ereignissen. Die alltägliche Herausforderung konzentriert sich zuerst auf die vielen ambulanten Patienten. Dem Mann
mit dem Wirbelbruch ging es am nächsten Morgen übrigens wieder
gut. Wir besorgten ein maßgeschneidertes Brett, schnallten ihn
darauf fest und schickten ihn auf die Reise nach Rawalpindi*.*

*Gerade habe ich einen Anruf von der Nachtschwester auf der Frauen-
station bekommen. Ein Frühgeborenes habe Nasenbluten. Sofort*

gehe ich auf die Station. Es handelt sich mitnichten um Nasenbluten,
sondern das Blut kommt aus der Lunge. Noch während ich das Kind
abhöre, macht das Herz seine letzten Schläge. Wieder haben wir ein
Kind verloren. Das tut weh. Fast noch schlimmer ist das Schluchzen
der Mutter. Es macht mir schwer zu schaffen, dass so viele Kinder
sterben, die mir anvertraut wurden. Es sind nicht nur die ganz klei-
nen, die zu früh auf diese Welt kamen. Vor einigen Tagen starb ein
achtjähriger Junge an Tetanus. Wir hätten ihn wahrscheinlich retten
können, wenn wir Anti-Tetanus-Toxin gehabt hätten. Aber in ganz
Pakistan ist das Serum nicht in therapeutischen Dosen erhältlich.

Dieser Tagebucheintrag stammt aus meinem ersten Jahr vor Ort. In der Zwischenzeit hat sich schon einiges geändert. Es gibt viel mehr Behandlungsmöglichkeiten außerhalb unseres Krankenhauses, sogar Kaiserschnitte können von örtlichen Ärzten gemacht werden. Die tägliche Belastung hat sich spürbar reduziert, aber nach wie vor gilt unser Krankenhaus als der Rettungsanker in schwierigen Situationen und hat – dank der treuen Arbeit unserer Vorgänger – einen ausgezeichneten Ruf.

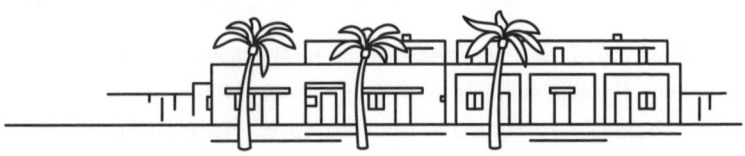

Wer im Schutz des Höchsten sitzt,
wird bleiben im Schatten des Allmächtigen.
Ich sage von dem HERRN: Meine Zuflucht und meine
Burg; mein Gott, auf ihn will ich vertrauen.

PSALM 91,1.2

Gefährliches Pflaster

Uns war keine allzu lange Zeit der Zusammenarbeit vergönnt. Uns – damit meine ich die russische Ärztin und ihren Mann, unseren Verwaltungschef. Die beiden haben eine fünfjährige Tochter, die natürlich nicht alleine zu Hause bleiben kann, während beide Eltern im Krankenhaus arbeiten. Sie finden eine gute Lösung: Ein noch unverheiratetes 17-jähriges Mädchen aus dem Stamm der Massoud wird als Kindermädchen eingestellt. Sie versteht sich hervorragend mit der Fünfjährigen, und bald sieht man sie wie unzertrennliche Freundinnen auf dem Compound herumlaufen. Die Eltern können sich auf sie verlassen.

Aber nicht nur das kleine Mädchen hat sie gerne. Auch ein junger Mitarbeiter aus unserer Werkstatt kann sie recht gut leiden, ja, er hat ein Auge auf sie geworfen. Heimlich treffen sich die beiden, wenn die Kleine schläft. Es kommt, wie es kommen muss: Eines Tages stellt das Mädchen fest, dass sie schwanger ist. Wir können uns kaum vorstellen, was das für die Familie bedeutet. Nicht nur die Familie, sondern der ganze erzkonservative Stamm der Massoud ist betroffen. Der Stammesrat tritt zusammen und berät, was zu tun ist. Er beschließt: Der Liebhaber muss das Mädchen heiraten.

Aber das ist das Letzte, was der junge Mann sich vorstellen kann. Und weil er genau weiß, dass mit Leuten aus diesem Stamm nicht zu spaßen ist, ist er eines Tages verschwunden und ward nicht mehr gesehen.

Wieder tritt der Stammesrat zusammen. Die Ehre der Familie und des ganzen Stammes ist ein heiliges Gut und muss unbedingt wiederhergestellt werden. Die Frage ist: Wer ist für das ganze Dilemma verantwortlich? Wer kann zur Rechenschaft gezogen werden? Auch hier ist die Antwort klar: Unser Verwaltungschef hat das Mädchen eingestellt, aber nicht für ihre Sicherheit gesorgt, was unbedingt seine Aufgabe gewesen wäre. Wäre er ein Muslim, müsste er das Mädchen jetzt als zweite Ehefrau heiraten. Und weil das nicht geht, muss er getötet werden. Eine andere Lösung gibt es nicht.

Auch unser Verwaltungschef weiß, dass man mit diesen Leuten nicht spaßen kann. Wenn er bleibt, ist er in höchster Lebensgefahr. Also verschwindet auch er mit seiner Familie bei Nacht und Nebel, ohne eine Spur zu hinterlassen – und ich stehe eine Zeit lang als alleiniger Arzt im Krankenhaus da.

Oft werde ich gefragt, warum ich ausgerechnet nach Pakistan gegangen bin, wo es dort doch so gefährlich ist. Immer wieder hört man von Bombenanschlägen in verschiedenen Städten, Pakistan sei die Heimat und Ausbildungsstätte vieler Terroristen, ja selbst Osama bin Laden sei in Pakistan untergekommen.

Teilweise muss ich diesen Leuten recht geben. Ja, es kann gefährlich werden in Pakistan. Aber die Gefahr geht nicht von den einfachen armen Leuten aus, die ebenfalls schwer unter den Terroristen leiden. Auch habe ich mir meinen Einsatzort nicht selbst ausgesucht. Mit der festen Überzeugung, dass Gott mich hier haben will, bin ich hierher gekommen. Auf Befehl sozusagen!

Ich vergleiche die Situation gerne mit der Geschichte des Propheten Jona aus der Bibel. Jona widersetzte sich dem Auftrag Gottes, nach Ninive zu gehen und den Untergang der Stadt zu predigen. Er hielt den Auftrag für zu gefährlich. Er bestieg ein Schiff, das genau in die andere Richtung fuhr. Und genau da kam er in Lebensgefahr: auf der Flucht vor Gottes Auftrag. Bei einem schweren Sturm warfen ihn die Schiffsleute über Bord. Die Geschichte ist ja allgemein bekannt: Gott musste den großen Fisch schicken, der Jona schließlich rettete. Jona bekam eine zweite Chance und konnte schlussendlich doch seinen Auftrag erfüllen, und zwar gefahrlos. Die Leute hörten auf ihn und nahmen die Botschaft ernst. Gott machte es ihm sogar bequem: Als er außerhalb der Stadt auf deren Untergang wartete, sorgte Gott für Schatten über seinem Kopf.

Ähnlich fühle ich es: Gott hat die Gefahr im Griff, und gleichzeitig sorgt Er dafür, dass mein Aufenthalt hier angenehm ist. Ich mag das warme Wetter, wenn man mal von extremen Temperaturen im Hochsommer absieht. Ich habe die Leute hier kennen und lieben gelernt, sowohl die Mitarbeiter des Krankenhauses als auch die vielen Patienten, die oft aus ärmlichsten Verhältnissen kommen und meist Analphabeten sind. Sie kommen voller Vertrauen und sind so dankbar, wenn ihnen geholfen wird. Ich mag unseren schönen Compound, der ein einziger großer Garten ist, mitsamt dem Badmintonfeld und der Sauna. Es macht mir nichts aus, dass ich ihn nur selten verlassen kann. Ich mag meine kleine Wohnung mit Terrasse und kleinem Garten. Auf dem Dach sind ein paar Solarpaneele angebracht, die mein UPS*-System mit Strom versorgen, der hier nur unregelmäßig vom Elektrizitätswerk geliefert wird. Ich mag mein kleines Digitalklavier und die Trompete in meiner Wohnung. Was will ich mehr? Gott bewahre mich davor, wie Jona unzufrieden zu sein.

Gefahr?

Ja, in Lebensgefahr war ich schon mehrmals, aber nicht in Pakistan.

Einmal geschieht es während meiner Studentenzeit. Um mir meinen Unterhalt zu verdienen, arbeite ich als Krankenpflegehelfer auf einer Kinderstation, hauptsächlich im Nachtdienst, wo ich die ruhigen Stunden, wenn die Kinder schlafen, zum Studium nutzen kann. Ich kann mir sogar ein Auto leisten, weil ich mit Nachhilfestunden vor dem Studium einen größeren Betrag angespart hatte. Mit diesem Auto bin ich unterwegs zum Dienst. Ich komme an eine große Kreuzung mit mehreren Spuren. Ganz links steht ein riesiger Lastwagen mit Anhänger, der nach links abbiegen will. Ich will geradeaus fahren und muss also rechts an dem Lastwagen vorbei. Gerade wird die Ampel für beide Spuren grün. Der Lastwagen fährt an und nimmt mir die Sicht auf den Querverkehr. In dem Augenblick, als ich an dem Lastwagen vorbeifahre, kracht es: Ein junger Autofahrer ist mit etwa 100 Stundenkilometern bei Rot in die Kreuzung gefahren, erwischt mich an der Schnauze, kommt selbst ins Schleudern, prallt hinter der Kreuzung auf ein parkendes Auto und schiebt es noch in das nächste Auto. Ich komme mit dem Schrecken davon, mein schönes Auto aber nicht. Später rechne ich aus: Wäre ich nur 0,2 Sekunden eher an der Stelle gewesen, hätte mich der Wagen voll in der Breitseite erwischt. Dann würden Sie dieses Buch nicht lesen können.

Einige Jahre später fahre ich mit meinem Onkel und meinem Zwillingsbruder in die französischen Alpen zu einem Skiurlaub. Wir durchqueren die Schweiz bei extremem Schneefall. Kurz nachdem wir die Grenze nach Frankreich überquert haben, wird dieser Grenzübergang wetterbedingt geschlossen. Überall gibt es Straßensperren, wir müssen auf eine kurvenreiche Bergstraße ausweichen. Hinter uns fahren zwei französische Autos, denen wir trotz des widrigen Wetters anscheinend zu langsam fahren. Sie hängen uns auf der Stoßstange, hupen und drängen meinen Onkel vorwärts. Aber nirgendwo besteht für die beiden die Möglichkeit, gefahrlos zu überholen. Schließlich wird es meinem Onkel zu bunt. Er fährt an den Straßenrand, damit die beiden überholen können. Sie rasen an uns vorbei – und in ihr Verderben. Keine Minute später sehen wir das Unglück, als wir um die nächste Kehre kommen: Gerade ist eine Lawine den Berg heruntergekommen und hat beide Autos unter sich begraben.

Winterurlaub und Skifahren haben bei uns Tradition. Auch jetzt noch, wenn es sich irgend einrichten lässt, lege ich meinen Heimaturlaub so, dass ich mit Bruder und Schwägerin Skifahren kann. In einem Jahr folge ich wieder der Einladung meines Bruders. Zu Weihnachten hat ihm seine Frau einen Skihelm geschenkt. Er hatte bisher nie einen getragen, und dieser Helm drückt etwas. Er setzt ihn nicht auf. Die Schwägerin tut mir leid, sie scheint den Helm umsonst mitgenommen zu haben. Ich sage ihr, dann will ich ihn eben tragen! Und froh darüber, dass er nun doch zur Verwendung kommt, gibt sie ihn mir. Mich drückt er zwar auch, aber das Opfer will ich gerne bringen. Am nächsten Tag habe ich mich schon an ihn gewöhnt. Nach einem anstrengenden Skitag sind wir auf dem Weg zu unserer Unterkunft. Ein letzter Steilhang ist zu bewältigen. Hier ist ein Engpass, und die Piste ist ziemlich bevölkert. Etwas abseits bleibe ich kurz stehen, um mir einen Überblick zu verschaffen. Da passiert es. Ich kann mich ganz vage an eine Art Umarmung erinnern, dann wird alles schwarz, und ich weiß von nichts mehr.

Nur ganz allmählich tauche ich aus der Bewusstlosigkeit auf. Mir ist gar nicht klar, wo ich bin, und es interessiert mich auch nicht. Ich habe keine Schmerzen, aber ich spüre eine überwältigende Geborgenheit und einen unbeschreiblichen Frieden. Ich wünsche mir, dass dieser Zustand nie aufhört. Nach einiger Zeit merke ich mit einigem Widerwillen, dass mir jemand auf die Wange klopft. Fast bin ich ärgerlich, dass ich aus dieser Atmosphäre des tiefen Friedens herausgerissen werde. Eine Ärztin ist es, wie ich später erfahre, die mich aus der Bewusstlosigkeit holt.

Man erzählt mir, ein junger Snowboardraser habe die Kontrolle über sein Brett verloren und mich mit hoher Geschwindigkeit umgefahren. Ihm sei wohl nicht viel passiert, denn er habe sein Brett wieder angeschnallt und sei auf und davon, ohne sich um mich zu kümmern. Ich nehme heute an, dass er in Panik gehandelt hat. Er hat mich bewegungslos dort liegen sehen und muss geglaubt haben, dass er mich getötet hätte. Wahrscheinlich wird ihn dieses Bild sein Leben lang verfolgen.

Mit Skifahren wird es nichts mehr in diesem Urlaub. Überall habe ich blaue Flecken, jeder Atemzug schmerzt, vermutlich sind ein paar gebrochene Rippen die Ursache. Man will mich ins Krankenhaus bringen, um meine Gehirnerschütterung auszukurieren, aber ich will nicht. Mein Bruder setzt seine ärztliche Autorität ein, und man lässt mich laufen. Wenn der Stoß trotz Helm ausreichend für eine zehnminütige Bewusstlosigkeit war, was wäre wohl passiert, wenn ich den Helm nicht getragen hätte?

Gott lässt mich nicht fallen. Er hält immer wieder seine gnädige Hand über mir. Nichts kann seinen Plan mit meinem Leben erschüttern. Sollte ich Ihm nicht auch vertrauen, dass Er um die Gefahren in Pakistan weiß und seine „ewigen Arme" auch dort unter mir sind, wie es im fünften Buch Mose heißt (Kapitel 33, Vers 27)?

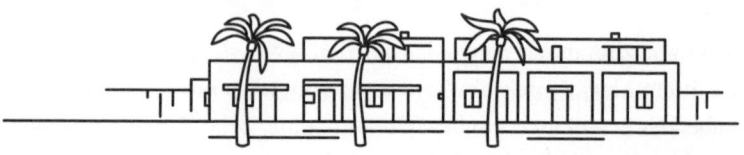

Befiehl dem HERRN deinen Weg
und vertraue auf ihn,
und er wird handeln!
PSALM 37,5

Iqbal mit der verbrannten Hand

Nun wird es aber Zeit, dass ich einen besonderen Patienten vorstelle.

Iqbal ist 21 Jahre alt, sagt er, und so sieht er auch aus. Allerdings wissen die wenigsten Patienten, wie alt sie tatsächlich sind, denn es gibt keine Meldepflicht für Neugeborene.

Iqbal hat sich bei einem häuslichen Unfall die rechte Hand verbrannt. Die Wunde entzündet sich. Kein Wunder, denn Sauberkeit und Hygiene sind hier meist Fremdworte. Als Hausmittel nicht mehr helfen, geht er in die Ambulanz im Regierungskrankenhaus. Dort gibt es eine kostenlose Behandlung. Wie in solchen Fällen üblich, bekommt er eine Menge Antibiotika zu schlucken, aber die Entzündung will nicht besser werden. Im Gegenteil, das Gewebe am Handrücken zersetzt sich mehr und mehr, sodass schließlich die Mittelhandknochen und Sehnen freiliegen. Nach mehrwöchiger Behandlung sagt man dem jungen Mann: „Wir können dir nicht mehr helfen. Deine Hand ist nicht mehr zu retten. Geh ins Missionskrankenhaus. Dort ist ein Chirurg, der wird dir die Hand amputieren.

Vollkommen niedergeschlagen und am Boden zerstört kommt Iqbal zu uns. Ich sehe mir die Wunde an. Sie sieht tatsächlich zum Fürchten aus. Die weißen Knochen und Sehnen schimmern durch den übel riechenden Eiter. Die Haut über dem gesamten Handrücken fehlt. Einige Finger kann er schon lange nicht mehr bewegen.

Wir nehmen Iqbal auf. Weil er noch keine Symptome einer Blutvergiftung zeigt, haben wir ein wenig Zeit. Zunächst machen wir uns an die Wundreinigung mit täglich mehrfachen Handbädern und lokaler Behandlung. Während der Zeit zermartere ich mir den Kopf, wie wir wohl die Hand retten können. Selbst wenn es gelingt, die Entzündung zu beherrschen – ein freies Hauttransplantat* wächst auf Knochen und Sehnen nicht an.

Da dämmert mir, dass ich im Studium – vor dreißig Jahren – mal etwas über besondere Verfahren in der plastischen Chirurgie* gehört habe. Ganz vage kommt mir in Erinnerung, dass es so etwas wie einen „abdominal flap*" gibt, wobei die Bauchdecke für die Deckung von großen Hautdefekten benutzt wird.

In den nächsten Tagen versuche ich, möglichst viel über „abdominal flap" zu erfahren. Teilweise aus Büchern, teilweise aus dem Internet baue ich mir nach und nach ein Operationsprogramm zusammen. Ich erkläre Iqbal, dass es vielleicht eine Möglichkeit gibt, seine Hand zu erhalten, aber dass ich diese Operation zum ersten Mal mache und ihm keine Garantie geben kann, dass es klappt. Iqbal ist sofort einverstanden, auch als ihm erkläre, dass ich dafür seine Hand für drei Wochen in den Bauch einnähen muss. Er ist überglücklich über die Aussicht, vielleicht seine Hand behalten zu können. Wer wäre das nicht?

Zartbesaitete Leser mögen den folgenden Abschnitt gerne übergehen, der sich etwas blutig gestaltet ...

Bei der Operation wird zunächst eine Art Tunnel in den Bauch gebaut: Zwei parallele große senkrechte Schnitte werden unter der Haut miteinander verbunden. Dort wird später die Hand so hineingesteckt, dass die intakten Finger am Tunnelende wieder herausragen. Natürlich muss eine kleine weitere Öffnung für den Daumen geschaffen werden. Die Tunneldecke wird die spätere Handrückenhaut, der Tunnelboden muss die spätere Bauchhaut ergeben. Dafür muss man vor dem Einpflanzen der Hand ein freies Hauttransplantat vom Oberschenkel nehmen und auf den Tunnelboden nähen. Wenn nun die Hand eingeführt wird, liegt die (unverletzte) Hohlhandseite direkt dem Transplantat auf. Die intakte Haut der Hohlhand sondert aber Schweiß und Talg ab, was bei der erforderlichen dreiwöchigen Einheilungszeit unweigerlich zur Zerstörung des Transplantats führen würde. Daher muss man als Abstandshalter eine Schicht Operationsstahlwolle zwischen Hand und Tunnelboden einbringen. Wo aber bekomme ich hier am Ende der Welt Operationsstahlwolle her? Ganz einfach: Ich schicke eine Ammah auf den Basar, um einen Topfkratzer zu kaufen. Der besteht ja auch aus einer Art Stahlwolle. Wir sterilisieren ihn, und ich kann mir mein Stück Operationsstahlwolle aus dem Topfkratzer schneiden.

Die Wunde wird durch die Lokalbehandlung tatsächlich nach einiger Zeit entzündungsfrei und sauber. Der Tag der Operation ist gekommen.
Wie vor allen Operationen üblich, beten wir auch mit Iqbal vor der Operation für gutes Gelingen im Namen von Jesus, dem Messias. Iq-

bal stimmt mit einem kräftigen „Amen" mit ein. Natürlich dauert die Operation längere Zeit, weil ich in diesem Fall keine Routine habe. Zum Schluss nähe ich noch sicherheitshalber den Ellbogen fest an die Flanke, damit Iqbal sich nicht im Schlaf die Hand aus dem Tunnel zieht.

Drei Wochen warten wir gespannt auf das Ergebnis. Drei Wochen fürchten wir, dass die Wunde sich entzünden könnte oder die Haut über der Hand abstirbt. Iqbal könnte vielleicht auch die Geduld verlieren und den Abbruch der Behandlung fordern.

Aber nichts dergleichen geschieht. Nach drei Wochen trenne ich die Hand aus der Bauchdecke, nähe die Seitenteile des Transplantats an der nun wieder freien Hand ein, ebenso die Verbindung zum Tunnelboden, der jetzt die Bauchhaut wird. Es ist tatsächlich ein Wunder: keinerlei Entzündung, keinerlei Nekrosen*, keine Wundheilungsstörungen!

Iqbal ist überglücklich. Er weiß zwar noch nicht, dass eine anstrengende Zeit der Physiotherapie vor ihm liegt, aber das wird er auch überstehen. Die Kunde von der geglückten Operation verbreitet sich in der ganzen Gegend. In den nächsten Tagen stellen sich mehrere Familienmitglieder mit chirurgischen Problemen vor, die alle bei uns operiert werden wollen.

Viel später sollte ich diese Operation noch einmal bei einem anderen Patienten machen, dann natürlich mit mehr Routine. Auch diese Operation gelingt!

Gott hat unser Gebet erhört. Sollten wir Ihm nicht auch weiterhin vertrauen?

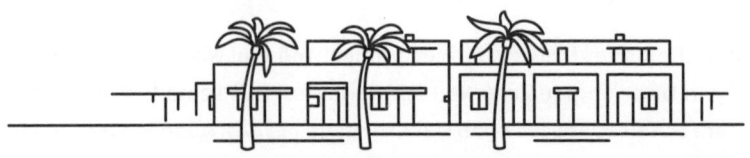

Das Schwache der Welt hat Gott auserwählt,
damit er das Starke zuschanden mache.

1. KORINTHER 1,27B

Der kleine Adeel

Kaum kann er sich auf den Beinen halten, der kleine Junge, der von seinem Vater in unsere Ambulanz gebracht wird. Er läuft vornübergebeugt und hält sich an der Hand seines Vaters fest. Adeel heißt er, und ich schätze sein Alter auf sechs Jahre. Aber, welche Überraschung, der Vater weiß, wann das Kind geboren ist! Er ist sich sehr sicher, dass Adeel schon zehn Jahre alt ist! Er sei schon immer viel zu klein gewesen, sagt der Vater. Aber deshalb sei er nicht hier. Sondern sein Sohn habe starke Bauchschmerzen. „Seit wann?", frage ich, „Und hat er Fieber, Durchfall oder Erbrechen?" „Nein, er hat kein Fieber, auch keinen Durchfall, aber übel ist ihm schon." Ich muss dem Vater die Würmer aus der Nase ziehen, so wenig mitteilsam ist er. Offenbar denkt er, ausländische Ärzte könnten hellsehen. Aber nach und nach bekomme ich die ganze Geschichte heraus.

Adeel wird in der Schule nicht nur gehänselt, sondern oft auch verhauen. Die größeren Kinder machen sich gerne einen Spaß daraus, die kleineren zu drangsalieren. „Oh, wie ich das aus eigener schmerzlicher Erfahrung kenne!", denke ich, und frage weiter. Warum auch immer, die Großen haben Adeel wohl kräftig in die Mangel genommen und ihm mehrfach in den Bauch getreten. Die ganze Nacht hat er Bauchschmerzen, und am nächsten Morgen gehen die Eltern mit ihm in die Ambulanz des Regierungskrankenhauses. Dort bekommt er ohne eingehende Untersuchung das Übliche: Schmerzmittel und Antibiotika – schließlich muss man bei Bauchschmerzen immer auch an eine Blinddarmentzündung denken.

Aber trotz der Medikamente wird es nicht besser mit ihm, ganz im Gegenteil: Nun wird ihm auch dauernd schwindelig, und er will gar nicht mehr aufstehen. Jetzt beschließt der Vater, ihn zu uns zu bringen.

Ich schaue mir den kleinen Kerl genau an. Blass sieht er aus, der Puls geht schnell, und der Bauch ist tatsächlich etwas druckempfindlich. Aber eine Abwehrspannung wie bei akuter Blinddarmentzündung besteht nicht. Wir nehmen Laborwerte ab, und da zeigt sich der erste Hinweis auf die Ursache: Der Hämoglobinwert* ist viel zu niedrig!

Ich mache einen Ultraschall. Man sieht deutlich, dass sich im Bauch freie Flüssigkeit befindet! Wenn es sich nicht um eine schwere Leberkrankheit handelt, kann diese Flüssigkeit nur Blut sein. Wenn es das ist, was ich befürchte, dann steht mir erneut eine Operation bevor, die ich noch nie gemacht habe, und diesmal, ohne dass sie mir jemand gezeigt hätte.

Ich erkläre dem Vater, dass Adeel in Lebensgefahr schwebt, weil er eine innere Blutung hat. Sofort ist der Vater mit der vorgeschlagenen Notoperation einverstanden. Ich habe gerade noch Zeit, um im Internet eine Operationsanleitung für meine Verdachtsdiagnose zu finden, da ruft auch schon der OP an.

„Gott, lass uns die Ursache schnell finden und dem Jungen helfen!", bete ich im Stillen. Als ich den Bauch öffne, bestätigt sich die Ultraschalldiagnose: Der Bauch ist voller Blut. Das wird abgesaugt, und ich kann die Organe inspizieren. Darm und Leber sind in Ordnung, aber wie schon heimlich befürchtet: Es handelt sich um eine Milzruptur*! Sie ist nicht allzu groß, im Ultraschall war sie auch nicht zu sehen, aber sie blutet weiter munter vor sich hin. Wie gut, dass ich mich auf Verdacht hin vor der Operation informiert hatte! Die Milz muss entfernt werden. Andere Verfahren, wie zum Beispiel die Verwendung von Gewebekleber, sind hier vor Ort utopisch. Und so mache ich mit Zittern und Zagen meine erste Milzentfernung. Glücklicherweise kommt es während der Operation zu keinem weiteren nennenswerten Blutverlust. Als ich die Hautnaht hinter mir habe, kann ich endlich befreit aufatmen.

Adeel muss einige Tage bei uns bleiben und wird von seinem Vater betreut. In unserem Krankenhaus müssen die Patienten immer durch Angehörige gepflegt werden. Unser weniges Personal hat kaum Zeit, die medizinisch notwendigsten Dinge, wie Vitalfunktionen*, Spritzen, Infusionen, Medikamentengabe und Verbandwechsel, zu erledigen. Alles andere muss durch Angehörige erfolgen, insbesondere die Versorgung mit Nahrung. Wir haben keine Krankenhausküche, aber auf dem Gelände gibt es eine Kantine, die auch Mahlzeiten verkauft.

Jeden Morgen hören Adeel und sein Vater in der Morgenandacht auf der Station, warum es dieses Krankenhaus gibt. Warum so viele Menschen unter schweren Bedingungen hier arbeiten: weil sie zeigen wollen, dass Gott Menschen wie Adeel und seinen Vater lieb hat. Sie sagen weiter, dass Gott seinen Sohn Jesus in die Welt gesandt hat, der ebenfalls die Menschen körperlich und geistlich geheilt hat. Unser

Gebet ist, dass Adeel und sein Vater diese frohe Botschaft begreifen.

Ich setze mich zu Adeel und erzähle ihm, dass ich früher auch sehr klein war und unter den Launen der Größeren zu leiden hatte. Gott hat alle Menschen lieb, aber um die Kleinen und Schwachen kümmert er sich besonders. Gott liebt es zudem, durch kleine Leute große Dinge zu tun. Und später, sage ich ihm, bin ich dann doch gewachsen und war nicht mehr überall der Kleinste. Sicherlich hat ihn das getröstet.

Weil nach einer Milzentfernung oft eine Immunschwäche entsteht, muss Adeel gegen einige Krankheiten geimpft werden, was er ohne Widerspruch machen lässt. Nach einigen Tagen können wir endlich einen fröhlichen und putzmunteren Adeel nach Hause entlassen.

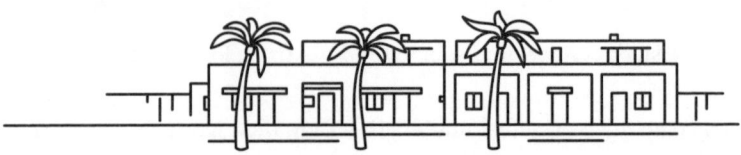

Denn wir sind Fremdlinge und Gäste vor dir
wie unsere Väter alle.
Unser Leben auf Erden ist wie ein Schatten
und bleibet nicht.

1. CHRONIK 29,15
(NACH LUTHER 1984)

Besucher

Ich kann wirklich nicht sagen, dass ich mich einsam fühle, auch wenn ich das Krankenhausgelände nicht ohne Weiteres verlassen darf und umgekehrt nicht jeder einfach zu Besuch kommen kann. Wir leben in einer christlichen Enklave, abgeschirmt durch eine hohe Mauer mit ständiger Militärpräsenz. Die einheimischen Mitarbeiter haben freien Zugang, zumindest in coronafreien Zeiten. Die Abgeschlossenheit hat aber auch positive Seiten: Wir fühlen uns zusammengehörig, und die ausländischen Mitarbeiter bilden eine eigene Familie. Hier teilen wir Freud und Leid, singen und beten zusammen, tauschen Nachrichten aus der Heimat aus, teilen den Inhalt von zugesandten Päckchen.

Und dennoch: Ab und an wünscht man sich Besuch von außerhalb. Sei es, um Freunden oder Verwandten das Krankenhaus mit seinen besonderen Arbeitsbedingungen zu zeigen oder einfach mal Gemeinschaft zu pflegen. Auch Kurzzeitmitarbeiter aus dem Ausland sind willkommene „Besucher". Allen gemeinsam ist, dass sie ein NOC* brauchen, also eine Ausnahmegenehmigung, um überhaupt in das militärisch gesperrte Gebiet zu gelangen, in dem das Krankenhaus nun einmal liegt. Manchmal wird es problemlos erteilt, auf manche warten wir heute noch.

Einen speziellen Besucher will ich unbedingt bei uns begrüßen. Keine Frage, mein Zwillingsbruder muss das Krankenhaus mit seinen Mitarbeitern kennenlernen. Umgekehrt ist auch die Neugierde groß: „Sieht er genauso aus wie Du?" „Nein, sage ich, mein Bruder trägt einen Bart, und außerdem habe ich ein Muttermal auf dem Rücken." Allerdings habe ich mir in einem Anflug von Enthusiasmus zur kulturellen Anpassung während meiner Zeit als Sprachstudent auch einen Bart wachsen lassen. Als meine Mutter ein Bild aus der Zeit zu sehen bekam, entfuhren ihr die Worte: „Was macht denn der Hans (mein Zwillingsbruder) in Pakistan?"

Also – mein Zwillingsbruder muss zu Besuch kommen. Leicht fällt es seiner Frau nicht, ihn in ein so gefährliches Land gehen zu lassen, aber sie stimmt trotz Bedenken zu. Der Flug wird gebucht, ein Besuchervisum beantragt und überraschend schnell genehmigt. Und tatsächlich: Eines schönen Tages kommt er in Islamabad an und steigt in einem christlichen Gästehaus ab. Vom Krankenhaus aus haben wir alles organisiert: Der Krankenhausfahrer erwartet ihn am Flughafen und bringt ihn zu seiner Unterkunft. Dort muss er nur noch auf das NOC warten. Von anderen Besuchern sind wir es gewohnt, dass das NOC innerhalb weniger Tage ausgestellt wird. Just in diesem Monat aber ist die Zuständigkeit für das NOC von den lokalen Behörden auf das Innenministerium übergegangen, und da gelten neue Vorschriften. Mein Bruder begibt sich persönlich ins Innenministerium. Dort empfängt man ihn überaus freundlich und hilfsbereit. Er wird auf den einzigen Stuhl im Büro genötigt. Man erklärt ihm, selbstverständlich würde er das NOC bekommen, aber sie brauchen mindestens drei Wochen, um die erforderlichen Erkundigungen einzuholen. Die Zeit hat mein Bruder aber nicht. Für mich gibt es auch keine Möglichkeit, ihn in Islamabad aufzusuchen, weil das Krankenhaus dann ohne Chirurg wäre. So reist er nach drei Tagen wieder ab, ohne mich getroffen zu haben. Alles, was ich von dem Besuch zurückbehalte, ist ein wohlgefüllter Koffer mit benötigten Sachen aus der Heimat, den der Krankenhausfahrer schließlich – ohne den ersehnten Gast – mit zurückbringt.

Einige Jahre später haben wir mehr Erfahrung mit den NOC. Wir beantragen das NOC im Voraus, sobald die Besuchsdaten feststehen. So geschieht es auch bei Dr. Max, der für einen Kurzzeiteinsatz zu uns nach Pakistan kommen will. Dr. Max ist Berufsanfänger und gerade mit dem deutschen Medizinstudium fertig. Ich habe ihn während einer Vortragsreise in Deutschland in einem Hauskreis kennengelernt, zu dem er zuerst wegen einer schweren Erkältung gar nicht kommen wollte. Aber Gottes Planung lässt sich durch eine Erkältung nicht aufhalten! Kurze Zeit nach dem Hauskreisabend bewirbt er sich für einen Kurzzeiteinsatz bei uns.

Diesmal besteht die Schwierigkeit zunächst in der Genehmigung eines Visums. Nicht etwa für ihn, sondern für mich! Gerade in diesem Jahr ist mein Visum nämlich ausgelaufen, und die Behörden tun sich schwer mit der Erneuerung. Natürlich will Max nur kommen, wenn ich auch vor Ort bin. Weil ich zu der Zeit gerade in Deutschland bin, läuft das ganze Verfahren über die pakistanische Botschaft. Monat für Monat vergeht. Ich kann die Zeit zwar für Vortragsreisen nutzen, werde aber zunehmend unruhiger. Könnte es sein, dass meine Zeit in Pakistan zu Ende gegangen ist?

Auch Max ist unruhig. Schließlich muss er seine Weiterbildung planen und entsprechende Entscheidungen treffen. Im Stillen setzt er sich einen Termin, wie er mir später mitteilte: Sollte ich bis Ende Mai kein Visum haben, lässt er die ganze Sache fallen.

Und was soll ich sagen? Am 23. Mai erhalte ich die Nachricht von der Botschaft, dass mein Visum verlängert wird! Sofort sage ich Max Bescheid. Mir fällt Psalm 139, 2 ein: „Du verstehst meine Gedanken von fern." Gott wusste um das heimliche Ultimatum!

Als Max in Pakistan ankommt, kann ich ihn diesmal selbst vom Flughafen abholen. Zu der Zeit arbeitet eine andere Ärztin im Krankenhaus, die zumindest Kaiserschnitte machen kann. Aber auch für Max gibt es noch kein NOC, obwohl wir es lange im Voraus beantragt haben. Wir könnten es jedoch in Islamabad im Innenministerium abholen, es müsste innerhalb weniger Tage vorliegen, sagt man uns.

Das versuchen wir dann auch am nächsten Tag. Wir treffen uns mit einem einheimischen Helfer und gehen mit Zittern und Zagen in das Gebäude des Innenministeriums, in dem sich die NOC-Stelle befindet. Unten ist eine lange Rezeptionstheke, hinter der drei Männer sitzen und offensichtlich nichts zu tun haben, als den Zugang zu den Büros zu bewachen und jeden zurückzuweisen, der keine schriftliche Bestätigung hat, in eines der Büros kommen zu müssen. Unser Helfer redet eine lange Zeit mit ihnen, hat aber kein Einladungsschreiben. Vergeblich zeigt er auf die Telefonnummer, die er stattdessen bekommen hatte und die niemand beantwortet. Offensichtlich bleibt uns nichts anderes übrig, als uns irgendwie ein Einladungsschreiben zu besorgen. Der mittlere der drei Männer hinter der Theke, schon etwas älter und offensichtlich der Ranghöchste, hat zu alledem geschwiegen und sieht recht gelangweilt und desinteressiert drein. Als wir unsere Sachen zusammenpacken und gehen wollen, wird er plötzlich lebendig und sagt etwas zu den beiden anderen, worauf die Stimmung augenblicklich umschlägt. Plötzlich dürfen wir doch in die Büros. „Only for you!*", sagt der ältere Mann und blickt mich lächelnd an. Womit ich das verdient habe, weiß ich absolut nicht. Aber wir bedanken uns artig im Bewusstsein, dass Gott Herzen lenken kann wie Wasserbäche und hier ganz offensichtlich am Werk war. Aber es kommt noch besser.

Mit dem Aufzug geht es in den sechsten Stock, in dem die Büros für die NOC untergebracht sind. Überall auf dem Gang liegen Stapel von Dokumenten, teilweise zu Paketen zusammengebunden. Wer sich da zurechtfindet, wenn er ein Dokument sucht, muss ein wahrer Künstler sein. Wir laufen an ihnen vorbei, gehen erst in ein falsches Büro, werden aber an das richtige verwiesen. Auch dort herrscht in zwei verbundenen Zimmern drangvolle Enge mit Dokumentenstapeln auf dem Boden und zwischen den Schreibtischen, hinter denen die vielbeschäftigten Mitarbeiter sitzen und – rauchen und mit ihrem Smartphone spielen! Kein Wunder, dass die Bearbeitungszeiten für NOC-Anträge acht Wochen betragen! Im hinteren Büro treffen wir endlich auf den zuständigen Mitarbeiter, der über unseren Fall informiert zu sein scheint. Wir warten höflich eine Zeit lang, bis er seine momentane Beschäftigung beendet und unsere Akte hervorgezaubert hat. Nein, sagt er, gerne würde er uns helfen, aber die Vorschriften sind eindeutig. Er muss auf den Bericht des Geheimdienstes warten, ohne den er die Zustimmung nicht geben darf. Diese sei nicht vor weiteren sieben Tagen zu erwarten, weil der Bericht erst vor kurzem in Auftrag gegeben worden ist. Auf unseren Einwand, dass der NOC-Antrag nachweislich schon vor acht Wochen gestellt wurde, bekommen wir nur die Antwort, dass der Bericht noch nicht da und auch nicht vor dem Monatsende zu erwarten sei. Also müssten wir uns bis dahin gedulden und dann wieder vorsprechen. Aber auch da könne er uns keine Garantie geben, dass der Bericht da sei. Wir packen betrübt unsere Sachen ein und gehen zum Lift. Noch haben wir den Aufzug nicht erreicht, da kommt ein Mitarbeiter aus dem NOC-Büro hinter uns her gelaufen und ruft uns zurück ins Büro. Gerne folgen wir ihm, denn etwas Schlechtes kann das ja nicht bedeuten. Tut es auch nicht, denn der Mann, der uns vor einigen Minuten groß und breit erklärt hatte, warum er uns nicht helfen könne, lässt uns wissen, dass er gerade eben den Bericht des Geheimdienstes erhalten hätte. Wir dürften morgen Nachmittag (obwohl es Freitag ist) wiederkommen und das NOC abholen! Erleichtert und voller Dankbarkeit begeben wir uns ein zweites Mal zum Aufzug. Als wir an der Rezeptionstheke im Erdgeschoss vorbeikommen, lächelt uns der Mann an, der uns durchgelassen hatte. Morgen kommen wir wieder, sagt unser Helfer.

Am nächsten Tag bekommen wir tatsächlich das NOC für Max!

Wir entschließen uns, vor der langen Fahrt ins Krankenhaus (fast eine Tagesreise) einige Missionsfreunde in der Nähe von Murree zu besuchen. Sie sind Mitarbeiter in dem christlichen Internat, das 50 Kilometer entfernt von Islamabad in über 2.000 Meter Höhe liegt.

Der Metro-Bus, das einzige Vehikel des öffentlichen Nahverkehrs in Islamabad, ist erst vor Kurzem eröffnet worden. Wir benutzen ihn und fahren bis zum Stadtteil Faisabad, von wo aus man einen Wagon* nach Murree nehmen kann. Wir stürzen uns dort in das orientalische Gewimmel und finden ohne Schwierigkeiten einen Wagon, der nach Murree fährt. Wir brauchen auch nicht lange zu warten. Der für zwölf Leute konzipierte Bus wird mit 21 Personen vollgequetscht, wobei wir unser Gepäck auf den Schoß nehmen müssen. Nach einigen Kilometern muss der Bus Gas tanken. Offensichtlich ist der Fahrer auf die Einnahmen der Fahrgäste angewiesen, denn erst jetzt müssen wir bezahlen. Dann geht es immer weiter in die Berge, wobei der „Schaffner" hinten auf der Stoßstange steht und sich an einem geöffneten Seitenfenster festhält. Nach einiger Zeit macht sich ein brenzliger Geruch bemerkbar, als wenn der Motor total überhitzt ist. Das ist er tatsächlich. Der Bus bleibt stehen, und man gießt Kühlwasser nach.

Man sieht den Dampf aus dem Motorblock hervorquellen. Aber weiter geht es nicht mehr. Der Bus ist auch nach längeren Versuchen nicht von der Stelle zu bringen.

Immer mehr Fahrgäste verlassen den Bus und sehen sich nach einer anderen Mitfahrgelegenheit um. Schließlich wirft man auch uns hinaus, die wir bis dahin geduldig gewartet haben. Man schickt uns zu einem etwas größeren Bus, der ein paar Meter weiter gehalten hat und offensichtlich für ein zusätzliches Geschäft bereit ist. Der Bus ist mehr als voll, aber ich werde mit meinem Rucksack hineingequetscht und sehe plötzlich Max nicht mehr. Dabei hatte ich ihm eingeschärft, dass wir um jeden Preis zusammenbleiben müssen. Um von der Missionsleitung die Genehmigung für den Ausflug in dem Gebiet zu bekommen, habe ich versprechen müssen, Max persönlich überallhin zu begleiten und ihn nicht aus den Augen zu lassen. Und jetzt ist er verschwunden, dazu in einer für ihn ziemlich gefährlichen Situation. Schließlich spricht er kein Urdu, und alle diese Leute sprechen mit Sicherheit kein Englisch. Ich bin so eingequetscht, dass ich auch nicht mehr zurück kann, und schon fährt der Bus ab.

Ich bekämpfe die aufsteigende Panik und kann nur beten, dass Gott eine Lösung für diese Situation schenkt. Trotz der drangvollen Enge und dem Lärm im Bus bin ich mir sicher, dass Max es nicht in den Bus geschafft haben kann. Ich überlege, wie ich an den Ort des Motorschadens zurückkommen kann, um Max wieder aufzugabeln. Es ist unmöglich, mich verständlich zu machen und den Bus anzuhalten. Jetzt fängt es auch noch an zu regnen. Max wird sicher nass werden, wenn er dort auf mich wartet. Der Fahrer scheint unter enormem Zeitdruck zu stehen. Jedenfalls nimmt er die Kurven so schnell, dass ich auf meinem Stehplatz mit Sicherheit umgeworfen worden wäre, wenn ich nicht so sehr zwischen den nicht ganz frisch riechenden Menschen eingequetscht gewesen wäre. Was nur Max im Augenblick macht? Ich habe ja vollmundig die Verantwortung für ihn übernommen!

Ich muss warten, bis der Bus nach einiger Zeit stehen bleibt und man mir andeutet, dass ich aussteigen soll. Ich zwänge mich durch die Menschenmassen hindurch zum Ausgang und sehe – Max, wie er gerade mit seinem Trolley vom Dach unseres Busses heruntersteigt! Einerseits bin ich total erleichtert, ihn unerwartet wiederzusehen, andererseits fürchte ich, dass er nun die Nase voll hat von Pakistan. Schließlich muss er in der Kälte von 2.000 Metern Höhe und mit einigen Regenschauern fast zu Tode gefroren sein, ganz zu schweigen von der irren Fahrweise des Busfahrers, die vom Dach aus sicher noch gefährlicher erlebt wird.

Aber nein – Max strahlt über das ganze Gesicht: So ein tolles Erlebnis sei das gewesen, und das gleich in den ersten Tagen seines Aufenthalts in Pakistan! Ich kann es nicht fassen.

Ganz in der Nähe stehen einige Autos, die sich als Taxis zu erkennen geben. Wir lassen uns den Rest des Weges mit dem Auto fahren, und dann genießen wir einen schönen Aufenthalt mit unseren Freunden in Murree.

Im Vergleich zu der kurzen Fahrt nach Murree wird die lange Tagesreise zu unserem Krankenhaus, die wir nach ein paar Tagen in einem Überlandbus antreten, zu einem eher langweiligen Ereignis. Jubelnd wird Max empfangen und erobert schnell die Herzen der gesamten Belegschaft. Er ist sehr wissbegierig und erlernt in Rekordzeit, wie man einen Kaiserschnitt macht. Als er nach vier Monaten wieder nach Deutschland zurückfliegt, hat er 52 Kaiserschnitte gemacht, die meisten davon vollkommen selbstständig. Viele unserer Mitarbeiter wünschen sich, dass er einmal mein Nachfolger wird.

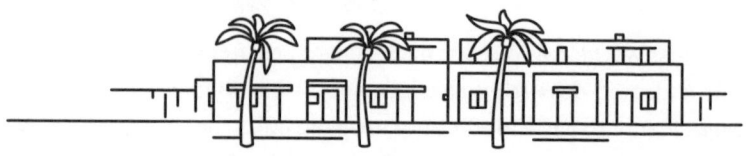

Wer vor seinem Schöpfer sündigt,
der soll dem Arzt in die Hände fallen!
AUS DEN APOKRYPHEN (SIRACH 38,15)

Arztkollegen

„Eine Krähe hackt der anderen kein Auge aus."

Dieses Sprichwort wird in Deutschland oft gebraucht, wenn Ärzte über Ärzte sprechen. Es will sagen, dass negative Erlebnisse mit Kollegen gerne unter den Tisch gekehrt werden, um ein positives Bild der Zunft aufrechtzuerhalten. Wenn ich nun über Ärztekollegen (und damit meine ich selbstverständlich auch Kolleginnen!) in Pakistan erzähle, möchte ich jedoch bei der Wahrheit bleiben und nichts beschönigen, sondern ein realistisches Bild aufzeichnen.

Ich habe sehr viele ausgezeichnete Ärzte und Ärztinnen in Pakistan kennengelernt, von einigen sogar vieles lernen können. Das hat mir in unserem abgelegenen Krankenhaus sehr geholfen. Auch in unserem Krankenhaus habe ich viele gute einheimische Ärzte arbeiten sehen. Als Medizinischer Direktor des Krankenhauses habe ich aber auch die Verantwortung für unsere Ärzte einschließlich der oft schwerwiegenden Folgen von Behandlungsfehlern, die es zu vermeiden gilt.

Eine besonders schwere Aufgabe ist das aus folgendem Grund: Unser Krankenhaus liegt in einem der unattraktivsten Gebiete in Pakistan, zumindest was die ärztliche Tätigkeit betrifft. Das Klima ist mörderisch. Es gibt keinerlei westliche Einkaufsmöglichkeiten wie in den großen Städten, wo überall riesige Malls aus dem Boden schießen. Während militärischen Aktionen werden oft Ausgangssperren verhängt. Es gibt keine Freizeitangebote. In Pakistan gibt es keine gesetzliche Krankenversicherung. Die Patienten sind durchweg bettelarm; in freier Praxis ist nicht das große Geld zu verdienen. Für unser Krankenhaus kommt hinzu, dass wir als Missionskrankenhaus keine großen Arztgehälter zahlen können. Fortbildungsmöglichkeiten sind außer unseren eigenen Ressourcen sehr begrenzt. Mit anderen Worten: Freiwillig und ohne besonderen Grund kommen einfach keine Ärzte zu uns, obwohl wir sie dringend brauchen. Auch ausländische Missionsärzte scheinen nicht besonders erpicht darauf zu sein, ausgerechnet bei uns zu arbeiten, „Berufung" hin oder her.

Einer der ersten einheimischen Ärzte, die unter meiner Leitung arbeiten, ist Dr. Daoud. Er ist fleißig und macht seinen Dienst in der Ambulanz vorbildlich. Ich bin sehr zufrieden mit ihm, arbeite gerne mit ihm zusammen. Aber eines Tages berichtet er, er sei von einer Gruppe Frauen überfallen worden, die mit Stöcken über ihn hergefallen seien. Er habe sich kaum retten können. Ich hake nach: Bei den Sicherheitskräften, die unser Krankenhaus rund um die Uhr bewachen, hat niemand diesen Vorfall gesehen. Tatsächlich stellt sich heraus, dass er psychisch krank ist. Wir schicken ihn zu einem Psychiater in der Hauptstadt, der ihn sofort krankschreibt. Nach längerer Zeit gibt ihm unsere Verwaltung zu verstehen, dass wir ihn nicht unbegrenzt weiterbezahlen können und ihn kündigen müssen. Umgehend erhalten wir eine „Gesundschreibung" von dem behandelnden Psychiater in Islamabad. Wir erfahren, dass sich Dr. Daouds Vater die Bescheinigung von dem Arzt geholt hat, ohne dass dieser den Patienten untersucht oder zumindest mit ihm gesprochen hat. Dr. Daoud klagt gegen seine Entlassung vor mehreren Instanzen und fordert von dem Krankenhaus eine Entschädigungssumme von 50 Millionen Rupien (damals etwa 400.000 €), weil seine Ehre beschädigt und er zu Unrecht als psychisch krank bezeichnet worden sei. Alle Instanzen lehnen seine Forderung ab, aber bis heute findet er immer noch Möglichkeiten, den Prozess in Gang zu halten.

Dr. Jaweed ist ein anderer Arzt, der bei uns arbeiten möchte. Wir bitten ihn zum Interview, und er kommt gleich mit der ganzen Familie. In seinem kleinen Auto hat er seine zwei Kinder im Teenageralter und seine Frau mitgebracht. Auffällig langsam fährt er durch das Tor. Um sein Auto abstellen zu können, muss er es etwas zurücksetzen. Das tut er auch. Aber dass kurz hinter dem Auto eine große Mauer steht, scheint er nicht zu sehen. Unaufhaltsam fährt er darauf zu. Die Leute in der Nähe rufen und klopfen auf die Motorhaube, aber er scheint es nicht zu hören. In letzter Sekunde bleibt er schließlich doch stehen. Schlaftrunken wankt er aus dem Auto. „Ich bin so müde", sagt er, „die Fahrt war so lang und anstrengend." Den wahren Grund für sein Verhalten finden wir erst nach einiger Zeit heraus. Dr. Jaweed war schon einmal lange vor meiner Zeit in unserem Krankenhaus beschäftigt und wegen Drogenabhängigkeit entlassen worden. Er war süchtig nach Diazepam*. Das hatte er uns wohlweislich verschwiegen.

Aber nicht nur mit einheimischen Ärzten haben wir Schwierigkeiten. Selbst Missionarskollegen wie Dr. Ruth können Probleme machen. Dr. Ruth kommt mit ihrem Mann, der gerne in unserer Schule als Lehrer arbeitet, aus den USA. Sie ist mit Leib und Seele dabei und will ihr

Können gerne einsetzen. Leider kann sie sich nicht von der amerikanischen Medizinkultur lösen, in der manchmal weniger die Ärzte als vielmehr die Rechtsanwälte über Therapien entscheiden. Dass unter unseren primitiven Umständen amerikanische Optimierungszwänge aus Furcht vor Patientenklagen völlig fehl am Platze sind, will ihr nicht in den Kopf – eins von vielen interkulturellen Problemen.

An einem ihrer ersten Tage bei uns mache ich zusammen mit Dr. Ruth Visite, um ihr die Station zu übergeben. Für den nächsten Tag ist bei einem Kind mit Verbrennungen eine Hauttransplantation vorgesehen. Hauttransplantationen gehören zu unserem Standard-OP-Programm, besonders nachdem ich durch die „abdominal-flap"-Operation zu einiger lokaler Berühmtheit gelangt bin. Als ich am nächsten Tag in den OP komme, vermisse ich das Kind für die Hauttransplantation. Ich frage nach, und da erklärt man mir, Dr. Ruth habe die Eltern gewarnt, das Kind bei uns operieren zu lassen. Die hygienischen Verhältnisse seien nicht optimal, und sie sollten lieber in eine große Spezialklinik in die Hauptstadt gehen. Dr. Ruth hatte es nicht für nötig gehalten, mit mir darüber zu sprechen. Sie kann gar nicht wissen, ob es eine solche Klinik überhaupt gibt und erst recht nicht, wie die hygienischen Verhältnisse in anderen Krankenhäusern sind. Dabei bin ich der Überzeugung, dass unser Krankenhaus in punkto Krankenhaushygiene allen anderen Krankenhäusern in der Provinz zumindest in nichts nachsteht, eher sogar überlegen ist. Jedenfalls gemessen an der Zahl der Wundinfektionen.

Ihre Angst vor Fehlern führt dazu, dass Dr. Ruth alles zu kontrollieren und nach ihren Maßstäben auszurichten versucht. Sie reibt sich auf, verbringt einmal eine ganze Nacht am Patientenbett, weil sie den Schwestern misstraut. Es kommt schließlich soweit, dass alle versuchen, ihr möglichst aus dem Weg zu gehen. An allem hat sie etwas auszusetzen. Besonders schmerzhaft ist ihr Verhalten gegenüber anderen Missionarinnen, deren fachliche Qualifikation sie nicht anerkennt. Die Situation wird schließlich unerträglich, und schweren Herzens müssen wir uns von ihr trennen.

Eine weitere schmerzhafte Erfahrung müssen wir mit Dr. Nabila machen. Sie ist eine einheimische Berufsanfängerin und sehr stolz, dass sie das Medizinstudium geschafft hat. Das zeigt sie auch allen, wo immer es geht. In der ersten Zeit hat sie die Auflage, alle größeren Therapieentscheidungen mit mir abzusprechen. Aber das passt nicht in ihre Vorstellung von einer fertigen Ärztin; sie will alles alleine entscheiden und demonstrieren, dass sie keine Hilfe braucht. Leider glaube ich ihrem Versprechen, mich in schwierigen Fragen zu konsultieren.

Als ein Patient im diabetischen Koma* eingeliefert wird, hat sie natürlich keinerlei Erfahrung mit der Akutbehandlung. Aber selbst ist die Frau – sie schaut im Internet nach und lädt sich ein Therapieschema herunter, nach dem sie den Patienten behandelt. Eine bestimmte Menge Alt-Insulin* wird anfangs stündlich in die intravenöse Infusion gegeben. Was Dr. Nabila nicht weiß: Wir haben gar kein Alt-Insulin, sondern nur das kristallgebundene Langzeit-Insulin für intramuskuläre Injektionen bei Dauerbehandlung, was bei intravenöser Gabe zu Embolien* und schweren Unterzuckerungen führen kann. Später stellt sich auch heraus, dass sie den Unterschied gar nicht kennt. Sie befiehlt der Krankenschwester, das Insulin in die Infusion zu geben. Auf den Einwand der Schwester, das Insulin sei doch nur für intramuskuläre Injektionen, antwortet sie: „Wer ist hier Doktor, du oder ich?" Doch Gott ist gnädig: Der Patient überlebt.

Eine Kollegin fragt sie: „Wie bist du Christ geworden?" Sie antwortet mit einem eigenartigen „Bekenntnis": „Ich komme aus einer christlichen Familie, und wir sind sehr reich!"

Eines Tages wird ein Säugling mit einem monströs aufgetriebenen Bauch eingeliefert. Die Schwester erkennt sofort die lebensbedrohliche Situation und ruft Dr. Nabila an. Nein, sagt sie, sie könne nicht kommen, sie esse gerade zu Mittag. Auch den Hinweis, dass es dem Kind sehr schlecht gehe, ignoriert sie. Die Pflegedienstleiterin, eine Hebamme und Mitmissionarin, bekommt die Situation mit und versucht ebenfalls, Dr. Nabila zu erreichen. Aber nun nimmt sie den Telefonhörer nicht mehr ab. Ich selbst bin im OP bei einer größeren Operation, dort will man mich nicht stören. Als ich aus dem OP und auf die Station komme, ist Dr. Nabila immer noch nicht erschienen. Dem Kind kann ich nicht mehr helfen, nach kurzer Zeit stirbt es. Ich bin richtig aufgebracht. Im Beisein der Schwester, die sie vergeblich gerufen hatte, erkläre ich Dr. Nabila, dass wir ein solches unärztliches und unchristliches Verhalten nicht dulden. Sie kündigt noch am selben Tag. Sie habe es nicht nötig, sagt sie, im Beisein von untergeordnetem Personal beleidigt zu werden.

Ein weiteres Ärzte-Erlebnis: Wie froh sind wir, als wir die Bewerbung eines Geschwisterpaares erhalten! Bruder und Schwester, Dr. Jonathan und Dr. Mary, beide gerade fertig mit ihrem Medizinstudium im nahen Ausland, wollen bei uns ihre ersten ärztlichen Erfahrungen sammeln. Obwohl das für uns am Anfang immer eine ziemliche Mehrbelastung darstellt, freuen wir uns sehr und stellen sie mit einer dreimonatigen Probezeit ein. Sehr bald aber merken wir, dass sie nicht das geringste medizinische Hintergrundwissen haben, ja selbst an „normaler" Schulbildung hapert es, zum Beispiel in Mathematik. Uns ist schleierhaft, wie sie jemals eine Hochschulprüfung bestanden haben können. Aber weil wir so nötig Ärzte brauchen, stellen wir ein hausinternes Nachhilfeprogramm zusammen und bieten es ihnen an. Unser Direktor will gerne Anatomie- und Physiologieunterricht* geben, unsere Apothekerin Unterricht in Pharmakologie, die Schulleiterin Mathematik-Nachhilfe. Ich gebe ihnen einen Ordner mit Behandlungsprotokollen, der eigentlich für Pflegepersonal gedacht ist, wenn im Notfall mal kein Doktor zu erreichen ist. Darin stehen grundlegende Behandlungsvorschriften für die häufigsten Krankheiten: Unreife bei Frühgeborenen, Blutungen in der Schwangerschaft, Diabetes, Malaria, Schlangenbisse, um nur einige zu nennen.

Unser „Fortbildungsangebot" wird anfangs nur zögerlich, dann gar nicht mehr in Anspruch genommen, obwohl wir darauf hingewiesen haben, dass wir am Ende der Probezeit eine hausinterne Prüfung über ihren Fortschritt halten werden.

Es kommt, wie es vorauszusehen war: Die Prüfung wird zum Desaster. Eine einfache Prozent-Rechenaufgabe, wie sie in der Berechnung von Medikamentendosierungen täglich mehrfach vorgenommen werden muss, kann Dr. Mary nicht lösen. Dem Bruder, Dr. Jonathan, will ich es besonders leicht machen. Ich frage ihn: „Ein Patient kommt in die Ambulanz zu dir und beklagt sich, dass er einen wahnsinnigen Durst hat und außerordentlich viel trinken muss. Außerdem lässt er Unmengen von Urin. Woran denkst du und welche Laboruntersuchungen solltest du anordnen?" Keine Antwort, auch nicht nach einigen Hilfestellungen. Entweder ist er zu nervös oder er weiß wirklich nicht, dass ich ihm die Symptome einer entgleisten Zuckerkrankheit beschrieben habe. In beiden Fällen können wir ihn in unserer stressgefüllten Ambulanz nicht sinnvoll einsetzen.

Schweren Herzens müssen wir das Geschwisterpaar gehen lassen. Als ich ein paar Tage später durch deren ausgeräumte Wohnung gehe, finde ich versteckt hinter einem Vorhang den fast unbenutzten Ordner mit den Behandlungsprotokollen.

Nochmals: Ich möchte hier keinen falschen Eindruck erwecken. Ich habe in Pakistan auch sehr viele gute, einfühlsame und kompetente Ärzte kennengelernt. Aber irgendwie scheint unser Krankenhaus für diese Kategorie von Ärzten nicht besonders attraktiv zu sein. Und ich möchte ein reales Bild von unserer Situation beschreiben, kein geschöntes.

Wie erfreulich und ermutigend sind eine Vielzahl anderer Ärzte, die uns als Kurzzeitler immer mal wieder zur Hand gehen! Sie kommen aus allen Teilen der Welt: Pakistan, Kasachstan, Hongkong, USA, Südamerika, Sri Lanka, England, Holland, Deutschland. Im Kurzzeiteinsatz oder auch für mehrere Jahre habe ich sie erlebt und schätzen gelernt. Teilweise ganz frisch vom Medizinstudium, teilweise sehr erfahren und spezialisiert, einige blutjung und einige weit über die Pensionsgrenze hinaus – sie alle haben uns wertvolle Hilfe geleistet und für sich selbst großartige Erfahrungen gesammelt. Besondere Freude hat mir Dr. Danyal gemacht, der seit Jahren treu den Ambulanzdienst versieht, äußerst lernfähig ist und trotz der starken Belastung Zeit fand, zu heiraten und eine Familie zu gründen. Er ist mein Nachfolger in der Verantwortung für die medizinischen Belange des Krankenhauses. Ob er wohl seinem kürzlich geborenen Sohn empfehlen wird, eine medizinische Laufbahn einzuschlagen?

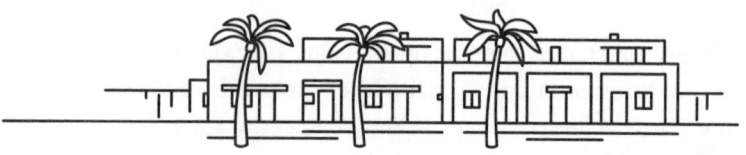

Du aber, HERR, bleibst auf ewig,
und dein Gedächtnis ist
von Geschlecht zu Geschlecht.

PSALM 102,13

W

150 Jahre alt

Nein, so alt werden die Leute auch in Pakistan nicht. Im Gegenteil: Die Menschen altern schneller als bei uns. Die durchschnittliche Lebenserwartung liegt mit etwa 67 Jahren erheblich niedriger als in Deutschland, wo Frauen schon durchschnittlich 84 Jahre alt werden! Die meisten Leute in unserer Gegend wissen auch gar nicht genau, wie alt sie sind. Allerdings hatten wir einen Patienten, der wahrscheinlich tatsächlich 120 Jahre alt war. Er konnte sich an viele Einzelheiten erinnern, die in seiner Jugend Geschichte gemacht hatten.

Alte Menschen werden in dieser Kultur hoch geachtet. Undenkbar ist, alte Angehörige in ein Altenheim zu geben – abgesehen davon, dass es so etwas in unserer Gegend auch gar nicht gibt. Alte Menschen bleiben in der Familie, und es werden alle Möglichkeiten ausgeschöpft, es ihnen angenehm und bequem zu machen. Wenn jemand pflegebedürftig wird und es zu Hause gar nicht mehr geht, werden alte Leute oft auch zu uns ins Krankenhaus gebracht. Solange noch Hoffnung auf Besserung besteht, werden keine Kosten und Mühen gescheut. So haben wir bei uns zeitweilig auch einige „Pflegeplätze", manchmal sogar über einen längeren Zeitraum.

Aber die Überschrift dieses Kapitels bezieht sich nicht auf einen Patienten, sondern auf das Krankenhaus selber! Wir hatten das große Vorrecht, im Jahre 2018 unser 150-jähriges Jubiläum zu feiern!

Im Jahre 1868 wurde das Krankenhaus gegründet, damals natürlich noch unter einer indischen Regierung, denn Pakistan wurde ja erst am 14. August 1947 ein selbstständiger Staat. Ein Missionsarzt namens John Williams, ein Bengale, eröffnete eine medizinische Behandlungsstation in unserer Stadt. Zunächst halfen Ärzte aus benachbarten Städten. Das Krankenhaus befand sich noch nicht an der heutigen Stelle, und es wird erzählt, dass die erste Operation im Freien unter einem Baum auf dem Basar stattfand.

Nach dem Tod des Gründers übernahm dessen Sohn die Verantwortung, später kamen Ärztinnen und Ärzte aus vielen anderen Ländern der Erde und führten das Werk weiter. 1941 erhielt das Krankenhaus das heutige Grundstück, und es folgten Jahrzehnte des ständigen Ausbaus und Verbesserns durch mehrere Missionsgesellschaften. Es ist verständlich, dass die Bevölkerung in dieser armen Gegend ohne frei zugängliche medizinische Versorgung dankbar für die Hilfe war und immer noch ist. Das Krankenhaus hat auch heute noch eine ausgezeichnete Reputation, was nur durch die treue und harte Arbeit unserer Vorgänger zu erklären ist. Aber nun zurück in unsere Zeit.

Als es so weit ist, wird das Jubiläum selbstverständlich ausgiebig gefeiert. Ehemalige Mitarbeiter aus der ganzen Welt werden angeschrieben und eingeladen, mehrere große Veranstaltungen geplant. Ein Ur-Ur-Enkel des Gründers John Williams, selbst auch schon in fortgeschrittenem Alter, wird ausfindig gemacht und erklärt sich sogar bereit, auf der Hauptveranstaltung eine kleine Rede zu halten. Es gibt einen großen Jubiläumsgottesdienst, der voller Dankbarkeit mit Inbrunst und vielen Beiträgen gefeiert wird. Man schmeißt eine Mitarbeiterparty, lädt auswärtige christliche Musiker ein. Eine knappe Woche lang feiert die Belegschaft fröhlich und ausgelassen.

Der unvergessliche und höchst denkwürdige Höhepunkt aber ist die Hauptveranstaltung. Sie findet in einem eigens dafür auf dem Gelände errichteten riesigen Festzelt statt. Eine große feststehende Bühne war vorher schon an der Stelle errichtet worden und soll später auch bei anderen Gelegenheiten genutzt werden. Die ersten Reihen für die Zuhörer werden mit weißen (!) Sofas ausgestattet – die Ehrengäste sollen hier Platz nehmen. Blumen über Blumen werden herangeschafft und schmücken nicht nur das Festzelt, sondern auch den Weg dorthin. Das Gelände wird piekfein herausgeputzt, keine Spur sieht man mehr von dem sonst allgegenwärtigen achtlos weggeworfenen Unrat! Sogar ein roter Teppich wird für die Ehrengäste verlegt. Örtliche Musikanten mit Trommeln und einer Art Krummhorn werden engagiert und stehen für den Empfang bereit. Die Ehrengäste: Das sind der Landesbischof der Church of Pakistan* aus Peshawar*, ein Brigadegeneral als Kommandeur der lokalen Truppen, mehrere Vertreter der lokalen Administration, einige Wirtschaftsfunktionäre aus der Umgebung, Unternehmer und Bankiers, kirchliche Vertreter aus anderen Teilen Pakistans und natürlich die verfügbaren Mitglieder des Krankenhausverwaltungsrats. Sogar mir wird ein Platz unter der illustren Gesellschaft auf den weißen Sofas zugewiesen.

Um zehn Uhr soll die Veranstaltung beginnen. Es ist kein Gottesdienst, sondern eine säkulare Veranstaltung; der Jubiläumsgottesdienst hat am Tag vorher stattgefunden. Man hat mich gebeten, als

Auftakt die pakistanische Nationalhymne auf der Trompete zu blasen. Ich habe unter der Bedingung zugesagt, dass ich danach auch einen christlichen Choral als Zeugnis blasen darf. Man wagt es nicht, mir diese Bitte abzuschlagen, damit die Nationalhymne nicht in Gefahr gerät.

Aber zunächst geschieht gar nichts. Dazu muss man wissen, dass man es in Pakistan mit Anfangszeiten einer Veranstaltung nicht so genau nimmt. Kommt man zu einem Gottesdienst wie von zu Hause gewohnt pünktlich, ist man manchmal der erste Besucher. Oft erst eine Viertelstunde später kommt jemand und schließt erstmal die Tür auf, und im Laufe der nächsten Dreiviertelstunde füllt sich die Kapelle allmählich mit Gottesdienstbesuchern. Anscheinend gilt: Je vornehmer man ist, desto später kommt man.

Ähnlich auch hier: Wir warten über eine Stunde darauf, dass die Ehrengäste eintreffen. Aber diesmal hat die Verzögerung noch einen anderen, viel wichtigeren und so gar nicht kulturellen Grund. Die Erinnerung an meine Vorgängerin Dr. Ulla Schmitz ist noch allgegenwärtig. Ihr Grab befindet sich auf unserem Krankenhausgelände. Das örtliche Militär lässt es sich nicht nehmen, auf Dr. Ullas Grab mit militärischen Ehren eine Kranzniederlegung zu zelebrieren. Da warten wir doch gerne!

Endlich kann die Festveranstaltung beginnen. Die Ehrengäste sind in dem Festzelt angekommen, die weißen Sofas sind belegt. Zwei meiner Musikschüler blasen mit mir zusammen die pakistanische Nationalhymne auf der Trompete. Ergreifend, wie alle Leute aufstehen und teils mitsingen. Das Militär steht grüßend da, die einfachen Leute legen die Hand auf die Herzgegend. Unabhängig von der Religion zeigen die meisten Besucher ihre patriotische Gesinnung. Pakistan ist auch die Heimat der christlichen Bevölkerung.

Aber dann ertönen zwei Strophen des Chorals „Lobe den Herren, den mächtigen König der Ehren" in dem riesigen Festzelt. Wir haben lange geübt dafür, und bis auf Kleinigkeiten geht alles gut. Und sogar hier singen einige Leute mit, niemand protestiert! Ein unvergleichliches Erlebnis. Der Höhepunkt aber liegt noch vor uns.

Wie bei solchen Gelegenheiten üblich, werden eine Menge Reden gehalten. Lange und kurze, interessante und langweilige, von wichtigen Leuten und von Leuten, die sich für wichtig halten, freiwillige und nicht ganz freiwillige, zu denen auch meine Rede gehört.

Die beiden wichtigsten Ehrengäste sind der Landesbischof und der Brigadegeneral. Beide bekommen als Ehrenauszeichnung einen riesigen Turban aufgesetzt, ganz nach lokaler Gepflogenheit. Der General behält ihn sogar während der ganzen Veranstaltung auf, auch als er auf die Rednertribüne geht. Er spricht in Englisch, was ihm sichtlich schwer fällt, aber er ist gut zu verstehen. Und was er sagt, lässt mich und sicher auch viele andere den Atem anhalten. Ich kann nicht glauben, was ich aus dem Mund eines hochrangigen Muslim höre. Hinterher frage ich mich, wer hier der Missionar ist: ich oder er? Hier ein Auszug aus seiner Rede:

„Wir sind sehr dankbar als Vertreter unserer Stadt für euch alle. Ich stehe hier gleichzeitig als Gast und als Gastgeber. Wir danken jedem Einzelnen von euch und euren Vorgängern, die hierher kamen mit missionarischem Eifer, um der lokalen Bevölkerung zu dienen. Mit eurer Mission habt ihr uns wahrlich einen großen Dienst erwiesen.

Das Krankenhaus wird von jedermann hoch geachtet. Ich war hier in den Jahren 2008/2009, als der Terrorismus in seiner Blütezeit stand. Jede regierungseigene Institution in unserer Stadt wurde attackiert, aber diese Institution, das Christliche Krankenhaus, wurde verschont. Jemand sagte dem Führer der Taliban: „Ihr müsst unbe-

dingt das Christliche Hospital einnehmen!" Er antwortete: „Nur über meine Leiche! Alle eure Ehefrauen gehen zur Entbindung dorthin!"

Wir alle sind dankbar und möchten das jedem Einzelnen von euch zurufen: dem Bischof, den Ärzten, dem Pflegepersonal, den Einheimischen und Ausländern. Ihr habt uns einen sehr großen Dienst erwiesen! Ihr seid die wahren Botschafter von Jesus Christus – Friede sei mit Ihm! Dieses Krankenhaus sieht einer großartigen Zukunft entgegen.

Unsere Bitte an euch: Macht weiter mit demselben Eifer und in demselben Geist! Ich bin glücklich, heute hier zu sein und auf die Botschaft von Jesus Christus zu hören – Friede und Segen sei mit Ihm – aus dem Munde von Bischof Sarfraz Peters. Ihr helft den Unterdrückten, den Ärmsten der Armen, den Schwächsten und den Leidenden. Unglücklicherweise haben wir diesen Auftrag vergessen. Diese Lektion müssen wir uns wieder ins Gedächtnis rufen und neu lernen.

Diese Botschaft gilt bis zum Ende der Zeiten. Jeder Einzelne von uns sollte sie mit nach Hause nehmen! Ich danke euch allen! Dieses Christliche Krankenhaus möge wachsen und gedeihen!"

Dem, denke ich, ist nichts mehr hinzuzufügen.

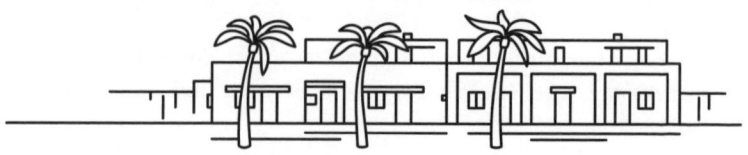

Geh aus, mein Herz und suche Freud
in dieser lieben Sommerzeit
an deines Gottes Gaben!

PAUL GERHARDT

(1607–1676)

Freie Zeit

Vornübergebeugt sitze ich auf einer harten Bank. Es steht nicht gut um meine körperliche Verfassung. Mein Herz rast, ich fühle den Herzschlag in der Brust und im Hals. Über und über bin ich mit Schweiß bedeckt, er rinnt mir zwischen den Schulterblättern den Rücken hinunter, ich kann es fühlen. Mit Mühe zwinge ich mich, regelmäßig und tief zu atmen. Von draußen höre ich den abendlichen Gebetsruf des Muezzin in immer wiederkehrender Eintönigkeit: Allahu akbar, unser Gott ist der Größte. Ich höre es nur im Unterbewusstsein, bin ich doch zu sehr mit dem blanken Überleben beschäftigt. Zu allem Überfluss geht auch noch das Licht aus, wieder einer der vielen Stromausfälle. Wo bin ich hier nur gelandet?

Es ist kein Alptraum, auch bin ich nicht entführt worden, ebenso habe ich keinen Malaria-Anfall. Ganz einfach: Ich sitze auf der obersten Stufe unserer finnischen Sauna, von der ich bis vor Kurzem lediglich wusste, dass es sie gibt. Eine liebe Seele hat sie für mich vorbereitet, und zum ersten Mal, seit ich in Pakistan bin, habe ich Gelegenheit, sie auszuprobieren. Bei den hohen sommerlichen Außentemperaturen sicher kein Vergnügen für jedermann, aber mich reizt es trotzdem. Und ich bereue es nicht, sondern kann es voll genießen, wenn man einmal von den vielen Moskitos absieht, die ich mir im „Ruheraum" außerhalb der Kabine vom Leibe halten muss. Die Sauna wird mit einem Holzofen beheizt, aber der Qualm ist nicht in der Lage, alle Moskitos zu töten.

Später mache ich es mir zur Gewohnheit: Einmal in der Woche, immer am Samstagabend, ist meine Saunazeit. Alle Mitarbeiter im Krankenhaus wissen Bescheid: In dieser Zeit stört man mich nur, wenn ein wirklicher Notfall eintritt. Zwischen den Gängen kann ich wunderbar entspannen und ein gutes Buch lesen. Und sollte tatsächlich mal ein Kaiserschnitt nötig werden, wird die Sauna eben für eine halbe Stunde unterbrochen.

Wieder ist es endlich Samstag geworden. Ich habe eine arbeitsreiche Woche hinter mir und freue mich auf die Entspannung in der Sauna. Ich entferne die alte Asche aus dem Saunaofen und schichte Eukalyptusholz auf dem Rost auf. Es ist sehr hart und brennt lange, ideal für die Sauna. Dafür muss man sich aber mehr Mühe beim Anzünden geben, denn es brennt nur sehr schwer an. Als die Flammen endlich züngeln, will ich den Behälter mit den Holzscheiten wegräumen – und erschrecke. Was ich vorher wohl übersehen habe, ist der Kopf einer Schlange, die hinter dem Ofen hervorlugt. Seltsam, sie liegt nur ganz still da. Weil sie sich so gar nicht bewegt, denke ich, sie sei vielleicht tot, räume die Kiste weg und hole meine Kamera. Als ich mit dem Objektiv näher herangehe, sehe ich plötzlich, wie eine schwarze

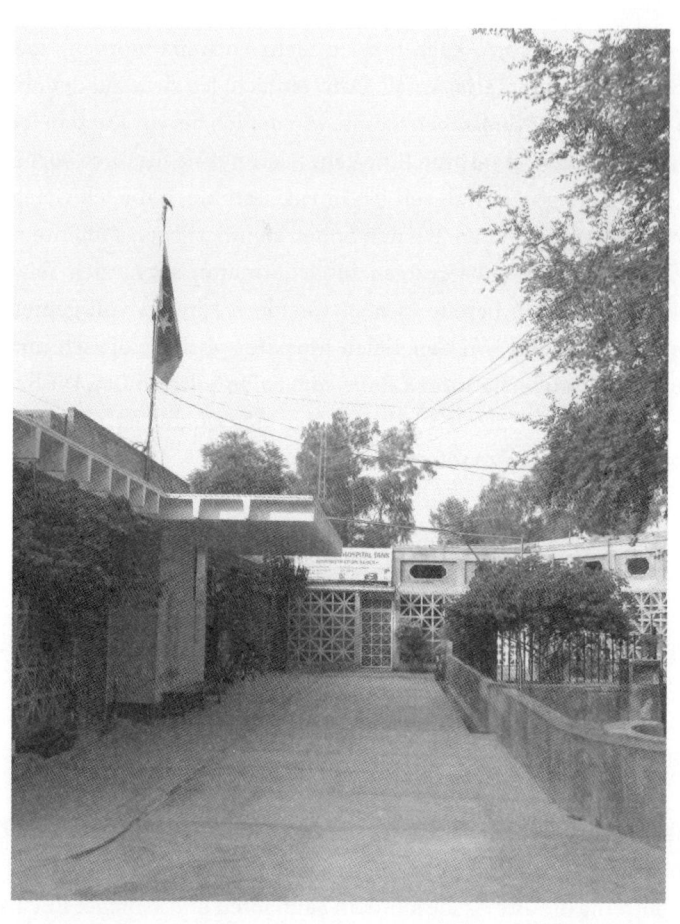

Eingangsbereich des Krankenhauses

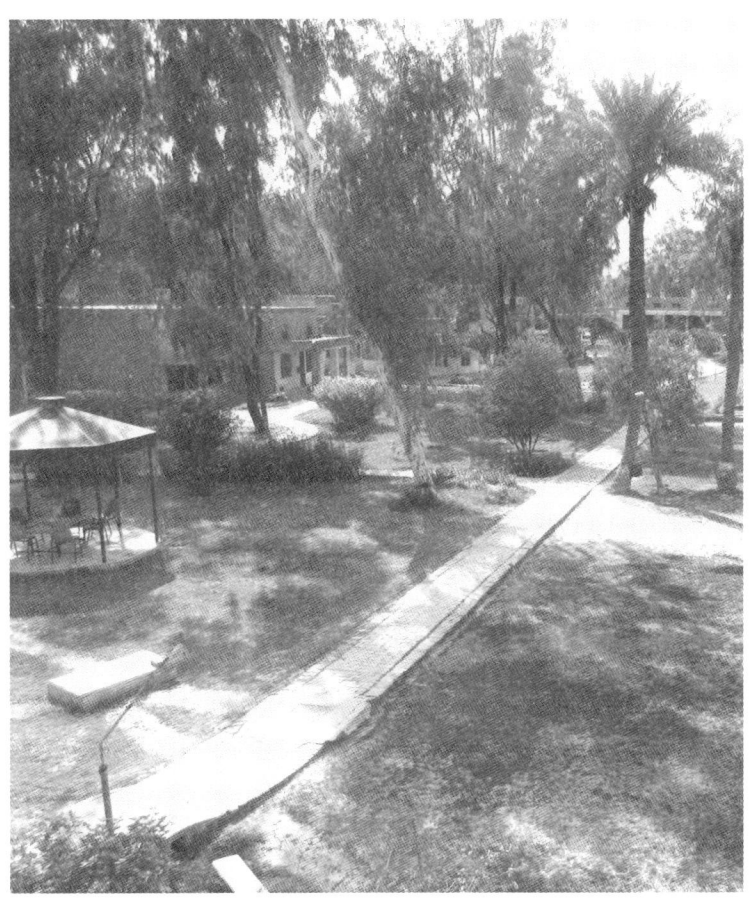

Blick auf den Wohnbereich des Compounds

Zunge aus dem Maul hervorschnellt. Ich fahre zurück, sehe mich nach einer Waffe um. Da steht ein Schürhaken, an dessen Ende eine kleine Querstange als Griff angebracht ist. Ich drehe ihn um und quetsche in Todesangst die Schlange gleich hinter dem Kopf gegen den harten Fliesenboden. Sofort peitscht ein langer Schwanz in Richtung auf meine Hand, aber zum Glück ist der Schürhaken gerade so lang, dass er mich nicht erreicht. Nur nicht loslassen! Unglaublich, welche Energie in der Schlange steckt! Immer wieder schlägt sie mit dem Schwanz, immer heftiger presse ich das Eisen auf die Schlange. Endlich, nach einer gefühlten Ewigkeit, wird die Aktivität schwächer und erstirbt schließlich ganz: Ich habe den Kopf der Schlange tatsächlich abgetrennt. Anhand des Fotos identifiziert unsere Schulleiterin später die Schlange: Es ist eine Sandrasselotter*, eine der giftigsten Schlangen auf dem indischen Subkontinent.

Ich kann die Sauna anschließend trotzdem genießen. Seither schaue ich aber jedes Mal zuerst hinter den Ofen, wenn ich in die Sauna komme.

Auch sonst gibt es außerhalb der Arbeit im Krankenhaus keine Langeweile. Wann immer ich dazu komme, mache ich Musik. Noch während der Zeit in der Sprachschule konnte ich mir ein kleines Digitalpiano besorgen, das in den nächsten Jahren einen zuverlässigen und wertvollen Dienst tat. Auf dem Klavier gebe ich mehrere Konzerte in der kleinen Kapelle vor einem dankbaren Publikum aus unseren Mitarbeitern. Einige wollen Unterricht, den ich auch gerne gebe. Aber ohne eigenes Instrument ist der Fortschritt nur mäßig, und nach einiger Zeit schläft der Unterricht ein.

Ganz anders mit der Trompete! Ich mache es mir zur Gewohnheit, möglichst jeden Tag eine halbe Stunde zu spielen. Mal klassische Stücke, mal christliche Lieder, von denen es zum Teil auch Übersetzungen in Urdu gibt. Die Mitarbeiter hören begeistert zu und bitten mich, ihren Kindern Unterricht zu geben. Ich besorge einige Trompeten aus der Heimat und fange mit dem Unterricht an. Es klappt wider Erwarten gut! In kurzer Zeit habe ich mehrere Trompetenschüler, die – welch Wunder – auch tatsächlich zu Hause üben und nach einiger Zeit in der Lage sind, einfache Lieder zu spielen!

Dass Dr. Klaus Trompete spielt, wird schnell allgemein bekannt. Auch der derzeitige Krankenhausdirektor, ein pensionierter Major der pakistanischen Armee, hört es. Er hat gute Verbindungen zum örtlichen Militär. Er ist anwesend, als das Militär eine große Feier aus Anlass des „Tages der Republik*" mit über 1.000 Gästen plant. Er würde es gerne sehen, wenn auch eine Abordnung des christlichen Krankenhauses offiziell eingeladen würde. Wenn wir eingeladen würden, sagt er, würde unser Medical Superintendent* die pakistanische Nationalhymne auf der Trompete blasen. Gefragt hat er mich vorher nicht! Und als dann tatsächlich die Einladung kommt, kann ich natürlich nicht Nein sagen.

Erneut erlebe ich die außergewöhnliche Wertschätzung für unser Krankenhaus. Auf dem Fest begegnet man mir mit Hochachtung, macht mir sogar ein persönliches Geschenk. Bei der anschließenden Nachfeier für die Ehrengäste muss ich das Büfett eröffnen. Selbst der kommandierende General wartet, bis ich im Festzelt eingetroffen bin. Die örtlichen Zeitungen berichten anschließend von dieser denkwürdigen Stunde.

Immer mehr Eltern möchten, dass ich ihren Kindern Unterricht gebe. Aber so viele Trompeten kann ich nicht besorgen, und außerdem sind einige der Kinder auch noch zu klein dazu. Ich komme auf die Idee, ihnen statt der Trompete die Blockflöte vorzuschlagen. Das Instrument kann man viel leichter und viel früher lernen. Außerdem ist die Beschaffung kein Problem. Und so habe ich innerhalb kurzer Zeit eine ganze Blockflötenklasse. Der Unterricht kann zwar nicht ganz regelmäßig stattfinden, weil immer mal eine Unterrichtsstunde wegen einer Notoperation ausfallen muss, aber es geht doch stetig voran. Welche Freude, als es nach einiger Zeit sogar zu einem Weihnachtskonzert reicht, das zu einem Höhepunkt in unserem alljährlichen Adventsprogramm wird!

Für mich ist der Musikunterricht eine erhebliche Belastung, aber er macht mir viel Freude – und ist eine willkommene Ablenkung von den täglichen medizinischen Herausforderungen, bei denen es sehr oft um Leben und Tod geht. Wer weiß, wie ich den permanenten Stress psychisch überstanden hätte, wenn ich in der Musik nicht einen Gegenpol gehabt hätte!

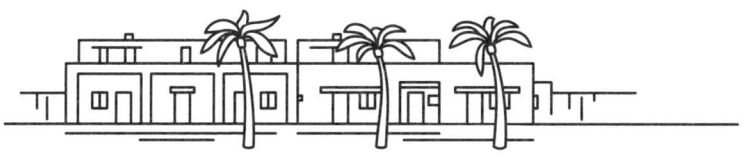

Ich werde Ströme hervorbrechen lassen
auf den kahlen Höhen,
und Quellen mitten in den Talebenen;
ich werde die Wüste zum Wasserteich machen
und das dürre Land zu Wasserquellen.
JESAJA 41,18

Alle reden vom Wetter

„Alle reden vom Wetter. Wir nicht." – An diesen Werbeslogan der da-
maligen Deutschen Bundesbahn aus dem Jahre 1966 kann ich mich
noch gut erinnern. Auch in Ostdeutschland kursierte ein beliebter
Witz: „Wie heißen die vier Feinde der Deutschen Reichsbahn? – Früh-
ling, Sommer, Herbst und Winter."

Im heutigen Zeitalter der gefühlt unbegrenzten technischen Möglichkeiten finde ich es irgendwie tröstlich, dass der Mensch nicht
auch das Wetter bestimmen kann. Bestenfalls kann er die Technik
dazu benutzen, mit dem Wetter einigermaßen zurechtzukommen.

Auch wir versuchen das, und natürlich ist es in unserer Gegend eine besondere Herausforderung. Wir haben tropisches Klima und liegen in einer Art Wüste. Wenn nicht bewässert wird, wächst nichts Grünes, jedenfalls nicht in den heißen Sommermonaten. Ein Hoch auf unsere Gärtner, die mit unendlicher Mühe und Geduld unser Wohngelände in einen Garten verwandeln! Woher das Wasser kommt? In früheren Zeiten war man im Krankenhaus auf eine offene Wasserzuleitung aus der Stadt angewiesen. Sie war nur zu bestimmten Zeiten freigegeben und wegen der Kontamination durch Typhusbakterien und andere Krankheitserreger problematisch. Später wurde eine Grundwasserbohrung auf dem Gelände angelegt. Das Wasser war jedoch so salzhaltig, dass es mit hohem technischen Aufwand demineralisiert werden musste. Die dafür notwendigen Materialien mussten zudem teuer importiert werden. Am Ende versiegte die Quelle ganz.

Regenwasser aufzufangen, lohnt sich nicht. Wir haben nur wenige Regentage im Jahr. Wasser in großen Tanks liefern zu lassen, kann ebenfalls nur eine vorübergehende Lösung sein. Schließlich entschieden wir uns für eine professionelle Bohrung.

In 100 Metern Tiefe gibt es brauchbares Wasser. Eine Spezialfirma kommt mit ziemlich veraltet und primitiv aussehendem Equipment auf unser Gelände. Ich wundere mich, dass für die Prozedur anscheinend auch eine Ziege erforderlich ist. Vielleicht soll sie die beste Stelle erschnüffeln? Nachdem alle Vorbereitungen für die Bohrung getroffen sind, erfahre ich den wahren Grund. Auf brutale Art wird die Ziege geschlachtet und das Blut aufgefangen. In einer abergläubischen Zeremonie gießen es die Arbeiter als eine Art Opfer vor dem Bohrgestänge aus!

Vierzehn Tage und Nächte wird gebohrt, bis man endlich auf Wasser stößt. Alle sind erleichtert. Eine Pumpe wird eingebaut, die zum größten Teil mit Solarkraft funktionieren soll. Aber schon nach kurzer

Zeit versagt sie den Dienst. „Ihr habt die falsche Pumpe bestellt", sagt der hinzugerufene Ingenieur. „Sie ist viel zu schwach!" Wie das passieren konnte, stellt sich nach eingehendem Nachforschen schließlich heraus: Der Werkstattmitarbeiter, der für die Bestellung verantwortlich war, kannte den Unterschied zwischen Pferdestärken und Kilowatt nicht. Und die zur Umrechnung nötige Mathematik soll ja auch für viele Leute im Westen ein Buch mit sieben Siegeln sein.

Was beklagen sich die Leute in Deutschland sofort, wenn es einmal längere Zeit regnet! Und scheint dann endlich mal für ein paar Tage die Sonne, wird es vielen sehr schnell wieder zu heiß! In Pakistan, jedenfalls in unserer Gegend, freuen sich die Leute sehr, wenn es mal regnet. Die Kinder stürzen aus den Häusern und wälzen sich vor Freude in den Pfützen. „Schönes Wetter", sagen auch die Erwachsenen. Die einzige Gefahr ist, dass manchmal zu viel Wasser auf einmal vom Himmel kommt. Dann tropft es in vielen Häusern auf dem Compound von den undichten Decken in die Wohnungen, und auch ich muss die elektronischen Geräte in meinem Haus sichern.

Die brutalste Seite des Wetters jedoch ist die Hitze im Sommer. Nie hätte ich gedacht, dass es so heiß werden könnte: In einem Sommer misst mein Thermometer im Schatten an der Nordseite meines Hauses 55,6 Grad Celsius! Die heißesten Tage sind gewöhnlich Anfang Juni, und dann bleibt es meist bis Mitte September unerträglich heiß. Immer wieder klettert die Mittagstemperatur über die 50-Grad-Marke. Ich erschrecke, wenn ich eine Porzellantasse aus dem Schrank holen will: Sie fühlt sich heiß an, als hätte sie Fieber. Man schwitzt ununterbrochen, die Haut kann gar nicht trocknen. Nach einigen Wochen bildet sich bei mir ein Hitzeekzem* am ganzen Körper. An mehreren Stellen entzündet sich das Ekzem und führt zu Eiterungen unter der Haut, die aufgeschnitten werden müssen. Ein Grund mehr, die Zeit der Abkühlung herbeizusehnen!

Eine weitere Folge der anhaltenden Hitze ist eine allgemeine Mattigkeit und Antriebsschwäche. Alles wird langsamer erledigt, vieles aufgeschoben oder ganz sein gelassen. Nur zu den nötigsten Dingen kann man sich aufraffen.

Auch nachts kühlt es sich nicht wesentlich ab. Schlafen kann man nur unter laufendem Ventilator. Der braucht aber Strom, und deshalb wird im Sommer trotz der hohen Kosten versucht, wenigstens nachts die vielen Stromausfälle mit dem Generator zu überbrücken. Die Bettdecke habe ich längst weggepackt. Selbst die Moskitos vertragen die Hitze nicht und sterben ab, deshalb kann ich wenigstens das Moskitonetz für einige Zeit weglassen. Sobald es nachts unter 30 Grad abkühlt, schlafen viele der Mitarbeiter auch draußen.

Natürlich muss der extreme Flüssigkeitsverlust ausgeglichen werden. Ich trinke manchmal sechs bis sieben Liter am Tag, vor allem kalten, mit Zitrone gesäuerten Tee, den ich mir am Tag vorher gekocht und dann in den Kühlschrank gestellt habe. Besonders schlimm sind die muslimischen Mitarbeiter und Patienten dran, wenn der Fastenmonat Ramadan in den Sommer fällt. Sie dürfen von Sonnenaufgang bis Sonnenuntergang nichts trinken und leiden regelmäßig unter Durst und Austrocknungserscheinungen. Noch schlimmer: Der Flüssigkeitsmangel führt bei vielen Menschen zu Nieren- und Blasensteinen, weil der Urin extrem konzentriert wird. Wie oft habe ich enorm große Blasensteine operieren müssen, die man nicht mehr durch Ultraschall zertrümmern konnte!

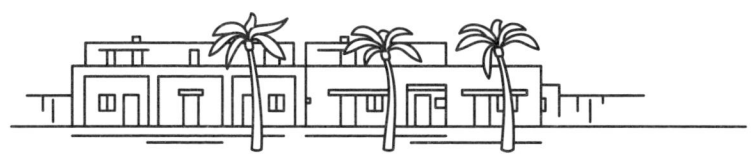

Meine Hand hat alles gemacht, was da ist,
spricht der Herr.
Ich sehe aber auf den Elenden und auf den,
der zerbrochenen Geistes ist.
JESAJA 66,2 (NACH LUTHER 1984)

Gründlich schief gelaufen

Wie gerne würde ich nur von gelungenen Operationen und Behandlungen berichten! Und in der Tat – die allermeisten Operationen gelingen wider Erwarten gut, obwohl ich eine Menge von ihnen zum
ersten Mal durchführe. Eine sichtbare Demonstration dessen, was
„Gottes Segen" bedeutet. Oft wird dieser Ausdruck gedankenlos zum
Beispiel bei Gratulationen verwendet, aber hier wird mir fast täglich
bewusst, wie abhängig ich vom Handeln Gottes bin. Wie oft weiß ich
bei Komplikationen am OP-Tisch nicht mehr weiter! Etwa bei einer
Blutung, deren Quelle ich nicht schnell genug finden kann. Oder bei
einer Darmperforation*, wo ich das Loch in der Darmwand nicht aus-
machen kann, obwohl ich schon dreimal den sechs Meter langen

Darm inspiziert habe. Wie viele Gebete sind direkt vom OP-Tisch aufgestiegen, nicht allein von mir, sondern auch von den Mitarbeitern!
Und immer wieder bin ich beschämt, wie Gott tatsächlich antwortet
und eine Lösung zeigt.

Aber eine Garantie haben wir nicht. Gott ist und bleibt souverän in
seinen Entscheidungen. Sein Handeln ist vollkommen, aber auch das
beste menschliche Tun bleibt Stückwerk. Das muss ich akzeptieren,
auch wenn es bitter ist und der Patient vielleicht stirbt.

Ich erinnere mich an einen frühen Zeitpunkt während meines Medi-
zinstudiums, wo ein Professor uns Studenten eine wichtige Berufs-
wahrheit nahebrachte. „Jeder Arzt", sagte er, „jeder Arzt, also auch
Sie, wenn Sie das Studium beendet haben, hat seinen eigenen Friedhof. Die meisten von Ihnen, wenn nicht sogar alle, werden das nicht
verhindern können, wie stark Sie sich auch bemühen. Das Einzige,
das Sie erreichen können, ist, dass dieser Friedhof klein bleibt."

An diese denkwürdige Vorlesung habe ich mich so manches Mal erin-
nert. Gerne habe ich das jungen Kollegen weitergegeben und sie damit getröstet. Selbstverständlich habe auch ich meinen eigenen
Friedhof. Durch Gottes Gnade ist er ziemlich klein geblieben!

Am schlimmsten ist es, wenn man sich im Nachhinein sagen muss,
dass der tödliche Ausgang vielleicht hätte verhindert werden können.

Wie bei dem neugeborenen Mädchen mit einer massiven Mekonium-
aspiration*. Das Baby muss dringend endotracheal* abgesaugt werden. Aber die Schwester muss erst das Notfallset mit dem Intubati-
onsbesteck suchen, weil es nicht an seinem normalen Platz steht. Als
sie es endlich gefunden hat und ich das Laryngoskop* einschalte,
brennt die Lampe nicht. Die Batterien sind leer, und die Schwester
muss erst neue holen. Und als ich endlich das Kind intubiert habe

und absaugen will, ist mal wieder der Strom weg. Der Generator wird immer nur auf Abruf und nicht automatisch eingeschaltet. Die Schwester will dort anrufen, aber die Telefonanlage funktioniert nicht, weil es gerade geregnet hat. Das passiert öfter, denn die Telefonleitungen liegen an manchen Stellen blank und funktionieren erst wieder normal, wenn sie getrocknet sind. Also muss ein Bote geschickt werden. Endlich ist wieder Strom da, und die Absaugpumpe läuft – aber für das Baby ist es zu spät. Der schwere Sauerstoffmangel hat zum Herzstillstand geführt, auch eine Wiederbelebung ist erfolglos.

Hätte ich vorher die Notfallgeräte überprüft und die Maßnahmen eingeübt, hätte ich das Kind vielleicht retten können. Natürlich führen wir jetzt regelmäßige Kontrollen durch und beten, dass so etwas nicht wieder passiert.

Oder wie bei der völlig ausgebluteten Mutter mit einer Uterusruptur*, die eines Nachts viel zu spät zu uns kommt. Zu allem Überfluss hat sie noch eine seltene Blutgruppe. Normalerweise spenden die Verwandten Blut, wenn die Blutgruppe übereinstimmt. Aber diesmal passen die Gruppen nicht zusammen, und in der Nacht gibt es fast keine auswärtigen Möglichkeiten, an Blutkonserven zu kommen. So ist es auch hier. Die Patientin ist bewusstlos. Der Blutdruck ist schon im Keller, obwohl wir alle möglichen Infusionen laufen lassen. Die einzige Möglichkeit, die Patientin zu retten, besteht in einer Notoperation, um die Blutung zum Stillstand zu bringen. Schnell liegt sie auf dem OP-Tisch, und ich versuche mein Bestes. Da gibt der Monitor Alarm: Herzstillstand! Sofort fange ich mit einer Herzmassage an und gebe der Anästhesieschwester entsprechende Notfallanweisungen. Und tatsächlich sind wir erfolgreich. Nach einiger Zeit schlägt das Herz wieder alleine, die Sauerstoffsättigung des Blutes bessert sich. Ich mache weiter mit der Operation. Aber der Blutdruck bleibt kaum messbar. Es tritt ein akutes Nierenversagen auf, die Patientin produziert keinen Urin mehr. Und dann fängt die Patientin auch noch an zu erbrechen. Die Narkoseschwester kommt mit dem Absaugen nicht nach. Es gelangt Erbrochenes in die Lunge, und nach kurzer Zeit gibt es einen erneuten Herzstillstand. Diesmal nutzt auch eine längere Reanimation nichts. Die Patientin verstirbt auf dem Tisch. Für jedes OP-Team eine Katastrophe.

Warum Gott das zugelassen hat? Wir haben doch vorher um Gelingen gebetet!

Ich habe keine Antwort darauf. Wer bin ich, dass ich Gott vorschreiben sollte, wann und wie Er handelt? Ich kann nur im Gehorsam an meinen Dienst gehen und muss Ihm vertrauen, auch wenn der Ausgang nicht der gewünschte ist. Natürlich werde ich nun versuchen, die Voraussetzungen zu verbessern. Etwa mit Mitarbeiterschulungen oder logistischen Verbesserungen in der Blutbeschaffung.

Wie tröstlich ist es aber, wenn manchmal trotz eigenem Versagen Gott doch eingreift und die Sache zu einem guten Ende führt!

Eine junge Frau liegt auf unserer Frauenstation. Sie hat einen Pneumothorax*, der auf dem Röntgenbild nachgewiesen ist. Der Stationsarzt hat ihr Sauerstoff verordnet, der über eine Nasensonde zugeführt wird. Der Sauerstoffgehalt im Blut wird von der Schwester regelmäßig kontrolliert und ist akzeptabel. Doch plötzlich bekommt die Patientin schwere Atemnot, und der Sauerstoffgehalt fällt rapide ab. Die Schwester ruft mich hinzu. Ganz klar: Die Patientin braucht sofort eine Thoraxdrainage*.

Ich fahre sie selbst in den OP, um keine Zeit zu verlieren. Dort klappt alles vorzüglich, und schnell habe ich die Thoraxdrainage angelegt. Aber der Patientin geht es nicht besser. Sie ist immer noch zyanotisch*, das Herz rast, sie hat weiterhin schwere Luftnot. Die Sauerstoffsättigung des Blutes müsste eigentlich sofort steigen, aber sie fällt noch weiter! Was ist los?

Schnell wird die Patientin zum Röntgen gefahren. Ich kann kaum erwarten, dass das Bild endlich aus der Entwicklerflüssigkeit kommt. Und dann sehe ich es: Ich habe die Thoraxdrainage auf der falschen Seite angelegt! In Windeseile zurück in den OP, die Drainage entfernt, das Loch zugenäht und auf der richtigen Seite eine neue Drainage angelegt. Sofort geht es der Patientin besser. Die Luftnot ist schlagartig weg, die Sauerstoffsättigung steigt auf Normalwerte.

Wie konnte das passieren? Ein erneutes Studium der Röntgenaufnahme, die vor der Drainage gemacht worden war, bringt die Wahrheit ans Licht. Der Röntgenassistent hat die Seiten verwechselt und auf der falschen Seite das „L" für „links" gemalt. Dass er es überhaupt mit der Hand nachträglich auf das Röntgenbild geschrieben hat, ist schon gegen die Vorschrift. Ein kleiner röntgenundurchlässiger Buchstabe wird normalerweise bei der Aufnahme auf der entsprechenden Seite am Patienten befestigt und macht ein späteres manuelles Beschreiben der Aufnahme überflüssig. Das war dem Assistenten wohl zu lästig.

Seither ist das nachträgliche Beschreiben von Röntgenbildern strengstens verboten. Wenn der Röntgenassistent vergessen hat, den Buchstaben vor der Aufnahme anzubringen, muss er die Aufnahme wiederholen.

Ich danke Gott, dass er es noch einmal gutgehen ließ.

Für mich als Arzt ist es immer eins der ungeliebtesten und schwierigsten Dinge, den Angehörigen mitteilen zu müssen, dass der Patient gestorben ist. Dabei sind die Reaktionen sehr unterschiedlich. Üblich ist, dass sofort ein lautes Wehklagen einsetzt, besonders, wenn Frauen bei dem Gespräch zugegen sind. Seltener wird die Nachricht auch gefasst entgegengenommen, vor allem, wenn der Tod schon länger zu erwarten war. Hilfreich ist in jedem Fall, dass auch die Muslime an eine Vorherbestimmung glauben: „Allah wollte es so."

Aber einmal bin ich doch ziemlich schockiert von der Reaktion eines Vaters. Sein drei Jahre altes Töchterchen liegt mit einer schweren Lungenentzündung auf unserer Station. Drei Tage lang versuchen wir, mit Medikamenten und Sauerstoff das Kind zu retten, aber ohne Erfolg. Schließlich gehe ich zum Vater und sage ihm, dass sein Kind gestorben ist. Er sieht mein trauriges Gesicht und will mich aufheitern! „Mach dir keine Sorgen", sagt er, „Allah wollte es so, und wir machen schnell ein neues!" Da bleibt mir doch die Sprache weg!

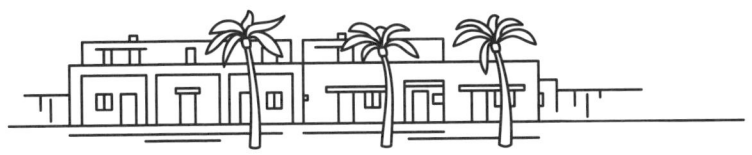

Deshalb nehmt einander auf,
wie auch der Christus euch aufgenommen hat,
zu Gottes Herrlichkeit.
RÖMER 15,7

Christen sind auch nur Menschen

Bevor ich nach Pakistan ging, hatte ich eine unrealistische Vorstellung von den Christen, die dort leben. Aus verschiedenen christlichen Nachrichtenmagazinen hatte ich entnommen, dass Pakistan weit oben in der Liste der Staaten steht, in denen Christen brutal verfolgt werden. Das habe ich auch vielfach bestätigt bekommen.

Vor meiner Zeit dort war ein dem Krankenhaus nahestehender Arzt von den Taliban entführt und nur durch Gebet und Gottes Eingreifen nach etlichen Tagen wieder freigelassen worden. Einer unserer Krankenhausfahrer wurde auf dem Weg zu einer damals noch erlaubten Außenstation des Krankenhauses erschossen. In anderen Teilen Pakistans werden Christen auch heute noch unter dem Vorwand der Blasphemie ins Gefängnis gesteckt und verurteilt. Immer wieder gibt es Selbstmordattentate auf Kirchen. Ein Internat für Missionarskinder im Norden Pakistans musste nach einem Attentat mehr als ein Jahr in ein anderes Land ausweichen. Ein religiös aufgepeitschter Mob warf ein christliches Ehepaar in die Brennkammer einer Ziegelei. All das sind schreckliche Nachrichten, und ich zweifle keinen Moment an der Wahrheit dieser Berichte.

Und doch ist es nur eine Seite der Medaille. Ich persönlich habe nie Hass oder Gewalt mir gegenüber erlebt. Im Gegenteil: Man ist mir stets mit Hochachtung und Ehrerbietung entgegengekommen, auch wenn ich mich als Christ zu erkennen gab. Als Reaktion gab es manchmal lediglich wortgewandte Bekehrungsversuche übereifriger junger Muslime, die mir den Islam schmackhaft machen wollten.

Ich erinnere mich an eine Fahrt mit dem Überlandbus nach Islamabad, der Hauptstadt. Es ist fast eine Tagesreise, obwohl die Entfernung nur 450 Kilometer beträgt. Der Bus hat unterwegs nur wenige Haltestellen, an denen Fahrgäste aus- und einsteigen können. Meist ist dann in der Nähe ein kleiner Shop für Reiseproviant sowie eine Toilette. Ich sitze neben einem Mann in mittlerem Alter. Er erzählt, dass er Ingenieur ist und Familienangehörige besucht hat, die in derselben Gegend wohnen, in der auch unser Krankenhaus liegt. Was ich in dieser Gegend zu tun habe und was ich beruflich mache, fragt er mich. Ich sage ihm, dass ich aus Deutschland komme, Christ bin und als Missionsarzt in einem christlichen Krankenhaus arbeite. Im Stillen rechne ich damit, dass er nun den Kontakt abbricht, und richte mich auf eine schweigsame Fahrt ein. Aber nein! Er ist förmlich begeistert, mich getroffen zu haben. Dass ein ausländischer Arzt aus dem paradiesähnlichen Westen in diesen entlegenen Teil Pakistans kommt, um den Armen medizinisch zu helfen, das habe er nicht für möglich gehalten. Als Zeichen seiner Wertschätzung müsse ich beim nächsten Halt mit ihm aussteigen und mir auf seine Kosten im Kiosk

Reiseproviant aussuchen. Natürlich darf ich das nicht ablehnen und mache ihm damit sichtbar eine große Freude.

Eine weitere Begebenheit hat mich schwer beschämt.

Es gibt keinen organisierten öffentlichen Personennahverkehr in der Hauptstadt Islamabad, wenn man von einem relativ neuen Metrobusprojekt absieht, das eine zentrale Strecke in der Innenstadt bedient. Geplant war es bis zum neuen Flughafen, der weit außerhalb liegt. Aber durch politische Differenzen liegt der Weiterbau seit Jahren brach.

Wenn man mit dem Überlandbus kommt und zum Flughafen will, muss man deshalb für die letzten 22 Kilometer ein Taxi nehmen. Fahrten zum Flughafen sind unter Taxifahrern begehrt, auch wenn der Taxifahrer eine Flughafengebühr bezahlen muss, um bis zum Flughafengebäude vorfahren zu können.

Mein Taxifahrer ist ein junger Student, der einen sehr ärmlichen Eindruck macht. Auch sein Auto hat schon einmal bessere Tage gesehen. Er fährt Taxi, um sein Studium zu finanzieren und seine Familie zu unterstützen, sagt er mir. Natürlich muss ich mich auch vorstellen und berichte kurz, was ich in Pakistan tue. Daraufhin ist er ziemlich schweigsam und redet nur das Nötigste. Mit meiner Annahme, dass er mit einem Christen nicht so gerne sprechen will, liege ich aber total falsch. Der wahre Grund ist seine Hochachtung vor mir. Das wird deutlich, als ich vor der Abflughalle die Fahrt bezahlen will. „Was du für unser Volk tust, ist mit Geld nicht zu bezahlen", sagt er. „Von dir nehme ich kein Geld." Spricht es aus, lässt mich mit gezücktem Portemonnaie stehen und fährt davon.

Doch zurück zur Situation der einheimischen Christen. Die meisten, die ich kennengelernt habe, sind arm und kämpfen um ein klägliches

Einkommen. Das Gros der Christen im Lande arbeitet nur in schlecht bezahlten Berufen, Weiterbildungsmöglichkeiten werden ihnen oft verwehrt. An vielen Orten werden Christen systematisch diskriminiert und ausgegrenzt.

Wir sind so dankbar, dass wir seit einigen Jahren eine krankenhauseigene Schule haben! Wir können nur Kinder und Enkelkinder unserer eigenen Mitarbeiter unterrichten, sonst würde die Schule aus allen Nähten platzen. Die Kinder kommen zu gleichen Teilen aus christlichen und muslimischen Elternhäusern. Vor Kurzem erhielten wir die Genehmigung, den Unterricht bis zur achten Klasse auszuweiten. Immer wieder erleben wir, dass christliche Kinder beim Wechsel in eine öffentliche weiterführende Schule bedrängt werden, zum Islam überzutreten. Dabei geht die Initiative nicht nur von den Lehrern aus, sondern auch von den älteren Mitschülern.

Die christlichen Mitarbeiter in unserem Krankenhaus sind in Hinsicht auf die Lebenshaltung noch relativ gut dran. Sie haben ein zwar nicht üppiges, jedoch ausreichendes Einkommen; viele wohnen auf dem Krankenhausgelände und bekommen die Wohnung zur Verfügung gestellt. Zur Krankenhauspolitik gehört sogar eine Art privater Rentenversicherung: Ein kleiner Teil des Gehaltes wird zurückbehalten und angelegt, auf das der Mitarbeiter bei Kündigung oder Pensionierung zurückgreifen kann. Wir haben sogar einen stiftungsähnlichen Fonds, aus dem Mittel für die Weiterbildung der Kinder unserer Mitarbeiter zur Verfügung stehen. Aber all das ist nur ein Tropfen auf den heißen Stein. Insgesamt ist die Situation der Christen nicht beneidenswert.

Ich war mit der Vorstellung nach Pakistan gekommen, dass Christen in solch schwierigen Verhältnissen doch eine verschworene tapfere Gemeinschaft bilden müssen, in der man sich gegenseitig stützt und tröstet. Eine Gemeinschaft, in der man sein Christsein ganz praktisch auslebt und sich bemüht, den muslimischen Kollegen, Freunden und Mitbewohnern gegenüber ein positives Bild abzugeben. Eine Gemeinschaft, in der man mit seinem Wesen, seinem Umgang miteinander und den Patienten ein Zeugnis der Liebe Gottes sein will, auch oder gerade weil direkte persönliche Evangelisation streng verboten ist.

Viele der einheimischen Christen, die ich dort angetroffen und lieben gelernt habe, handeln auch so. Aber ich habe auch viele Namenschristen kennengelernt, die ich jetzt als „Enkelkinder Gottes" bezeichnen möchte. Sie sind nur deshalb Christen, weil die Familie „christlich" ist. Eine persönliche Beziehung zu Jesus Christus fehlt. Das Christsein erstreckt sich lediglich auf Äußerlichkeiten. Man geht in den Gottesdienst, singt mit, betet das Vaterunser. Aber geistliches Leben ist nicht zu sehen. Familie ist für sie wichtiger als alles andere, sogar wichtiger als die Religionszugehörigkeit.

Oft genug gibt es Familienfehden, auch unter Christen. Irgendein Ereignis in ferner Vergangenheit hat dazu geführt, dass sich die Familien nicht vertragen. Das habe ich auch unter unseren christlichen Mitarbeitern erleben müssen. Hinter vorgehaltener Hand werden Mitglieder der anderen Familie schlecht gemacht und um Kleinigkeiten beneidet; alte Versäumnisse immer wieder hervorgeholt. Eine offene klärende Aussprache passt nicht in die alles beherrschende Scham- und-Ehre-Kultur. Stattdessen hat man mir sogar von handfesten Schlägereien zwischen zwei Familien berichtet, die kurz vorher noch gemeinsam einen Gottesdienst in unserer Kapelle besucht hatten.

Regelrecht schockiert bin ich aber, als ich die Folgen eines gewaltsamen Ehestreites in einer unserer christlichen Familien behandeln muss. Die Frau schlägt mit einem schweren Gegenstand auf den Kopf des Ehemannes ein, sodass das Blut spritzt und die Platzwunde genäht werden muss. Daraufhin gerät er so in Rage, dass er ihr einen

Arm bricht und sie wochenlang ihren Dienst als Krankenschwester nicht versehen kann. Die drei Kinder kommen mit dem Schrecken davon.

Zum Glück sind solche Situationen die große Ausnahme. Die Mehrzahl unserer christlichen Mitarbeiter meint es ernst mit ihrem Glauben. Sie versuchen, ein vorbildliches Leben zu führen und möchten Menschen für Christus gewinnen. Sie sind mit Herz und Mund dabei, wenn auf den Stationen die Morgenandacht gehalten wird und die muslimischen Patienten und deren Angehörige aufmerksam zuhören. Liebevoll kümmern sie sich um die Nöte der Patienten und beten auf Wunsch mit ihnen. In Notsituationen kann man mit ihnen rechnen, auch wenn ihre Arbeitszeit längst zu Ende ist.

Oft werde ich nach Gebetsanliegen für unser Krankenhaus gefragt. Beide Gruppen sollten wir in unsere Gebete einschließen. Die geistliche Atmosphäre im Krankenhaus hat unmittelbaren Einfluss auf unser Zeugnis gegenüber den Patienten! Der Heilige Geist kann Einigkeit und echte Umkehr bewirken.

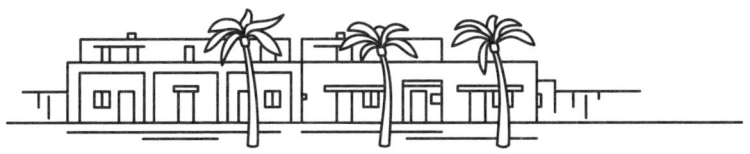

Und dann werden viele zu Fall kommen
und werden einander überliefern
und einander hassen.
MATTHÄUS 24,10

Verrat!

Gespannt fixiere ich die Gesichtszüge des Beamten in der Passkontrolle im Flughafen Islamabad, als er meine Passnummer in seinen
Computer eingibt und den Bildschirm betrachtet. Sieht er ein großes
Ausrufungszeichen auf dem Monitor, das ihm sagt, dass ein Haftbe-
fehl vorliegt? Offensichtlich braucht das System einige Zeit, was meine innere Anspannung auf die Spitze treibt. Nach einer gefühlten
Ewigkeit wendet er sich fast gelangweilt mir zu und gibt mir meinen
Pass, versehen mit dem Ausreisestempel, wieder zurück. Ich atme
auf. Geschafft!

Was war geschehen?

All die Jahre habe ich mit meiner deutschen Approbation* in Pakistan gearbeitet. Um alles richtig zu machen, habe ich die pakistanische Approbation gleich am Anfang meines Dienstes bei der zuständigen Behörde beantragt. Die gesetzlichen Vorschriften sagen eindeutig: Die Behörde muss die deutsche Approbation anerkennen. Ich lasse zertifizierte Übersetzungen all meiner Zeugnisse und Prüfungsunterlagen anfertigen, was mich eine dicke Stange Geld kostet. In vierfacher Ausfertigung muss ich ein mehrere Zentimeter dickes Aktenpaket bei der Behörde einreichen. Innerhalb von zwei Jahren werden immer wieder lächerliche Ausflüchte gemacht, warum es mit der Anerkennung nicht vorwärts geht. Einmal wird mir gesagt, dass die Prüfungsbescheinigung von einer Frau unterzeichnet worden sei, das gelte nicht in Pakistan. Ein anderes Mal wird bemängelt, dass auf einem Zertifikat der Name meines Vaters fehlt. Völlig unverständlich aber ist der letzte Schildbürgerstreich, den man mir spielt: Die freundlichen Mitarbeiter in der zuständigen deutschen Behörde haben ein neues Zertifikat ganz nach den Wünschen der pakistanischen Behörde erstellt und es ihr per E-Mail zugesandt. In den E-Mail-Verteiler wird auch meine E-Mail-Adresse eingetragen, damit ich die Unterlagen ebenfalls bekomme. Die pakistanische Behörde betrachtet diese Tatsache als Beweis, dass das Dokument gefälscht ist und ich mit der ausstellenden deutschen Stelle unter einer Decke stecke.

Daraufhin bitte ich die deutsche Behörde, dasselbe Dokument über die Deutsche Botschaft per Diplomatenpost direkt an die pakistanische Behörde zu schicken. Auch diesen Gefallen tut man mir gerne und bestätigt sogar den Versand. Wieder vergehen einige Monate, und nichts passiert. Als wir schließlich noch einmal bei der pakistanischen Behörde anrufen, wird lapidar behauptet, das Dokument sei nie angekommen.

Zwei Jahre lang dauert dieser zermürbende Kampf um ein schlichtes Dokument, kostet mich eine Menge Geld und Nerven und führt doch zu keinem Ergebnis. Ich gebe auf. Schließlich haben auch meine Vorgänger ohne die pakistanische Approbation gearbeitet. Von den lokalen Behörden war das nie infrage gestellt worden. Sie wollten auf das Krankenhaus nicht verzichten.

Die damals zuständige Behörde für die Anerkennung der Approbation gibt es in Pakistan inzwischen nicht mehr. Man sagte mir, sie sei als die korrupteste Behörde im ganzen Land bekannt gewesen und in den letzten Jahren durch eine andere Behörde ersetzt worden. Daher habe ich auch nie einen Bescheid über meinen Antrag erhalten, also auch keine Ablehnung.

In der Krankenhausverwaltung fehlen seit langem kompetente Mitarbeiter für die Buchhaltung. Wir stellen einen vielversprechenden neuen Mitarbeiter ein, der die entsprechenden Qualifikationen mitbringt und sich als Christ bezeichnet. Anfangs geht alles gut, aber dann kommt es zu einem schwerwiegenden Fehlverhalten, und wir müssen den Mann wieder entlassen. Er wehrt sich dagegen vor dem lokalen Gericht und vor dem Verwaltungsrat des Krankenhauses. Als man seinen Forderungen nicht augenblicklich nachkommt, ersinnt er einen teuflischen Racheplan.

Er verschafft sich illegalen Zugang zu vertraulichen Krankenhausinformationen und erfährt unter anderem, dass ich ohne pakistanische Approbation arbeite. Er schwärzt mich bei einem Onlineportal des Premierministers an, also an höchster staatlicher Stelle. Eine andere Motivation als pure niedrige Rachegelüste für vermeintliches Unrecht kann ich mir nicht vorstellen.

Es erfolgt umgehend eine Reaktion der Gesundheitsbehörde. Der Krankenhausdirektor bekommt einen Brief. Ich soll von allen ärztlichen Tätigkeiten freigestellt werden und meine pakistanische Approbation innerhalb von sieben Tagen nachreichen, ansonsten würden gesetzliche Maßnahmen ergriffen. Ein Wink mit dem Zaunpfahl? Denn „gesetzliche Maßnahmen" bedeuten neben einer Geldstrafe für das Krankenhaus auch die mögliche Inhaftierung des Delinquenten.

Wir stellen sofort einen erneuten Antrag auf Approbation. Inzwischen kann man das online bei der Nachfolgebehörde tun. Die aktuellen gesetzlichen Vorschriften sagen auch jetzt, dass die deutsche Approbation anerkannt werden muss.

Natürlich verstreichen die sieben Tage, ohne dass die Approbation erteilt wird. Bis auf Notoperationen bei lebensgefährlichen Situationen führe ich auch keine ärztlichen Tätigkeiten mehr aus. Dann aber beschließen wir, dass ich meine ohnehin geplante Abreise heimlich vorverlege. Das Pflaster wird mir zu heiß. Niemand erfährt davon, auch nicht die Verwandten und Freunde in der Heimat. Zu groß ist das Risiko, dass es ausgeplaudert wird und dem Verräter Anlass zu eventuellen Gegenmaßnahmen gibt.

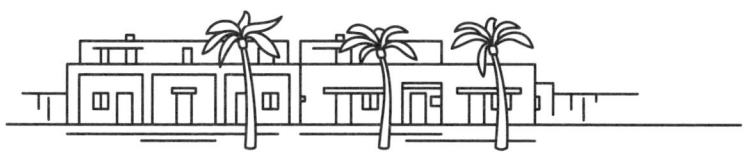

Ihn, Ihn lass tun und walten,
er ist ein weiser Fürst
und wird sich so verhalten,
dass du dich wundern wirst,
wenn er, wie ihm gebühret,
mit wunderbarem Rat
das Werk hinausgeführet,
das dich bekümmert hat.

PAUL GERHARDT (1607–1676)

Ein doppeltes Abschiedsgeschenk

So habe ich mir meine letzten Tage in Pakistan nicht vorgestellt. Langweilig ist es ja sowieso nie gewesen, aber das Spannungsbarometer steigt zum Abschluss noch einmal auf eine höhere Ebene.

Ich möchte nicht einfach bei Nacht und Nebel verschwinden, ohne mich verabschieden zu können. Die Mitarbeiter und Geschwister sind mir zu sehr ans Herz gewachsen. Umgekehrt würden sie mich auch nicht einfach so gehen lassen wollen. Man hat ein Abschiedsgeschenk vorbereitet, ein Erinnerungsbuch mit Beiträgen von den Abteilungen und vielen Familien. Das sollte mir bei einer großen Abschiedsfeier überreicht werden, die jetzt nicht mehr stattfinden kann.

Das verstehen aber viele Mitarbeiter nicht, weil sie den wahren Hintergrund für meine vorzeitige Abreise nicht kennen. Und ich möchte nicht, dass nach meiner Abreise wilde Spekulationen die Runde machen. Ich beschließe trotz der gefährlichen Situation, ihnen reinen Wein einzuschenken. Unmittelbar danach will ich losfahren.

So betrete ich an einem Donnerstagmorgen das letzte Mal unsere kleine Krankenhauskapelle. Hier versammelt sich der christliche Teil unserer Mitarbeiter jeden Morgen zur Morgenandacht. Es ist auch der Ort für wichtige aktuelle Bekanntmachungen.

Dankbar nehme ich das Abschiedsgeschenk entgegen. Die Herstellung hat sicher viel Mühe gekostet. Der Einband ist mit Stoff überzogen, der mit typischen lokalen Verzierungen geschmückt ist: mit kleinen umsäumten Spiegeln, wie sie auch gerne auf der Kleidung getragen und auf Kissenbezügen, Handtaschen und Handyhüllen zu finden sind.

Aber dann erfahren die Mitarbeiter von mir, dass ich unmittelbar nach der Andacht abreisen werde und was der Grund dafür ist. Ich sage ihnen auch, was ich für die tiefer liegende Ursache dafür halte, dass so etwas überhaupt geschehen kann: nämlich die Uneinigkeit zwischen den verschiedenen Gruppen, unterschwellige Feindschaft und Neid. Mein sehnlichster Wunsch zum Abschied ist, dass die Einzelnen zur Versöhnung bereit sind und den Heiligen Geist an ihren Herzen wirken lassen. Dass Geltungssucht und Egoismus weichen müssen für echte Liebe und Einigkeit. Dass die Christen im Ort weiterhin ein leuchtendes Zeugnis von Gottes Liebe sein können.

Da fließen einige Tränen, und auch ich kann kaum weitersprechen. Aber die Zeit drängt, schließlich will ich ja bereit sein für die militärische Eskorte, die für die Rückfahrt bestellt werden musste. Hinter meiner Wohnung warten wir auf sie, aber es dauert doch noch fast eine Stunde, bis sie eintrifft. Ich versuche, meine wachsende Nervosität nicht zu zeigen. Endlich geht es los.

Der Direktor lässt es sich nicht nehmen, mich persönlich in seinem Auto bis nach Islamabad zu bringen. Als wir durch das Gelände am Krankenhaus vorbeifahren, stehen an jeder Ecke Mitarbeiter, die die ganze Stunde gewartet haben, und winken mir zum Abschied zu: Wie sehr freue ich mich über diese herzerwärmende Geste!
Aber Gott hat noch ein zweites Abschiedsgeschenk für mich vorbereitet und mit vielen liebevollen Einzelheiten ausgestattet.

Wäre alles nach Plan gelaufen, wäre ich gerne noch vor meiner Abreise mit Freunden der Partnermission in Murree* zu einer Abschiedsfeier zusammengekommen. Außerdem wollte ich die Zeit in Islamabad zwischen dem notwendigen Covid-Test und dem Abflug dazu nutzen, noch einmal in den Margalla-Bergen am nördlichen Stadtrand von Islamabad wandern zu gehen. Dort gibt es eine Art Naturschutzgebiet mit ausgewiesenen Wanderpfaden. Ein Paradies, besonders erstrebenswert nach der langen „Gefangenschaft" in den Krankenhausmauern. Zwei der schönen Wanderwege hatte ich schon einmal ausprobiert und mir vorgenommen, einen weiteren Weg zum Abschluss meines Pakistanaufenthaltes zu wandern.

Doch angesichts der bedrohlichen Umstände ist der Plan mehr als fraglich geworden. Zwar kann die Party in Murree vorverlegt werden, aber just zu dem Zeitpunkt, als ich in Islamabad eintreffe, verkündet die Regierung einen Lockdown: Kein öffentlicher Verkehr ist erlaubt. Schweren Herzens rufe ich in Murree an und will die Party absagen, auf die ich mich schon so gefreut habe.

Aber in Murree weiß man einen Ausweg. „Klaus", fragt man mich am Telefon, „kannst du Auto fahren?" Ich bin ganz perplex. Natürlich kann ich Auto fahren, aber – auf keinen Fall in Pakistan! Der Verkehr ist chaotisch, kaum jemand hält sich an die Verkehrsregeln, von roten Ampeln ganz zu schweigen. Dazu ungewohnter Linksverkehr! Und wenn ein Ausländer in einen Unfall verwickelt wird, ist er automatisch der Schuldige. Bei schwereren Unfallfolgen droht sogar Untersuchungshaft! Nein, das kann ich ganz und gar nicht gebrauchen, besonders jetzt nicht!

Hin- und hergerissen kämpfe ich mit mir und kann mich eine Zeit lang nicht entscheiden. Aber schließlich siegt das Verlangen, die Freunde noch einmal wiederzusehen – und ein bisschen auch die prickelnde Herausforderung. Die Freunde in Murree haben ihr Auto einer holländischen Krankenschwester gegeben, die in Heimaturlaub gefahren ist und das Auto bei Freunden in Islamabad gelassen hat. Das wird jetzt in Murree zurück benötigt. Ich sage zu, das Auto dort abzuholen und nach Murree zu bringen. Privater Verkehr ist auch im Lockdown erlaubt.

Am nächsten Tag lasse ich mich zu den Freunden bringen, bei denen das Auto steht. Herzlich werde ich empfangen. Sie bewohnen ein prachtvolles Haus im Norden von Islamabad. Von dort aus ist es nur eine halbe Stunde Fußweg zum Labor in der Innenstadt, wo ich noch den obligatorischen Covid-Test für den Flug machen muss. Natürlich will ich nicht mit dem mir ungewohnten Auto gleich in die Innenstadt fahren. Außerdem bin ich ja nicht in Eile; die Party in Murree soll erst morgen stattfinden. Also gehe ich zu Fuß.
Als ich im Labor ankomme, sagt mir eine Mitarbeiterin in der Anmeldung, dass sie den Test heute nicht machen können. Wegen vorgeschriebener Fristen von der Fluggesellschaft müsse ich morgen Mittag wiederkommen. Alles Argumentieren hilft nichts, sie habe ihre Vorschriften, sagt sie.

Traurig und etwas ratlos trete ich den Rückweg an. Also müsste ich die gefürchtete Autofahrt dreimal machen: heute nach Murree, immerhin zwei Stunden Autofahrt durch die Berge, morgen zurück nach Islamabad und erneut nach Murree. Keine beglückende Aussicht!

Aber Gott hat die nächste Überraschung für mich bereit. Als ich den Leuten davon erzähle, sagen sie sofort: „Dann schläfst du heute Nacht bei uns!" Ich bin überwältigt von so viel Herzlichkeit, obwohl wir uns doch erst seit einer Stunde kennen! Und ich erlebe einen meiner schönsten Tage in Pakistan.

Der Ehemann muss am Nachmittag noch in sein Büro. Die Kultur in Pakistan lässt nicht zu, dass ich mit seiner Frau alleine den Nachmittag verbringe, und so gehe ich – zum Wandern in den Margalla-Bergen! Bei schönstem Wanderwetter wird mir ein als unmöglich abgehakter Wunsch doch noch erfüllt! Es sind nur 35 Grad Celsius, ein konstantes Lüftchen weht, die Sichtverhältnisse sind gut wie sonst nie (normalerweise versinkt Islamabad in einer Art Dunstglocke), und der Himmel lacht mit schönstem Sonnenschein. Ich genieße die Wanderung aus vollem Herzen. Zurückgekehrt, geht es mit meinen neuen Freunden ans Erzählen und Kennenlernen. Dann wird die Gitarre hervorgeholt. Wir singen und beten und bedauern alle sehr, dass wir nur einen Tag zusammen haben.

Als ich am nächsten Tag wieder in das Labor komme, sitzt die Mitarbeiterin von gestern wieder an der Anmeldung. „Ich muss mich herzlich bei Ihnen bedanken", sage ich, „Sie haben mir mit der gestrigen Ablehnung einen wunderschönen Tag in Islamabad verschafft!" Das hört sie gerne. Ich brauche nicht zu warten und komme sofort dran. Meine Befürchtung, das Testergebnis könne eventuell nicht rechtzeitig für den Abflug fertig sein, ist unbegründet: Nach fünf Stunden habe ich das negative Ergebnis auf dem Smartphone.

Mit ein paar Startschwierigkeiten geht es dann los nach Murree. Auch hier sind meine Befürchtungen umsonst. Ich komme ohne Schwierigkeiten in Murree an und bin froh, das Auto wieder abgeben zu können. Es wird eine schöne Abschiedsparty. Für einen weiteren Tag kann ich die immer noch schwelende Unruhe vergessen und die Gemeinschaft mit den Freunden genießen. Mit guten Wünschen und Fürbittegebeten versehen, werde ich am nächsten Abend zum Flughafen gebracht. Die Kette der Wohltaten Gottes reißt aber nicht ab. Nicht nur, dass ich unbehelligt durch die Passkontrolle im Flughafen Islamabad komme. Es wird auch die beste und angenehmste Heimreise trotz der Coronapandemie.

Beim Einchecken in Islamabad bekomme ich lediglich die zwei Bordkarten für die beiden Flugabschnitte der Reise, nicht aber für die mitgebuchte Bahnfahrt bis Düsseldorf. Was wissen die Leute hier in Islamabad schon von dem deutschen Verkehrssystem, denke ich und gebe mich zufrieden mit meinem E-Ticket.

Der Flieger nach Frankfurt ist nur zu einem geringen Teil ausgebucht. Die sehr zuvorkommende Stewardess erlaubt mir, meinen zugewiesenen Sitzplatz gegen einen Platz in einer freien Sitzreihe zu tauschen. Nach einiger Zeit lege ich meinen Kopf auf das vor mir heruntergeklappte Tablett und versuche, etwas zu schlafen. Die Stewardess kommt herbei und sagt: „Sie sehen aber sehr müde aus! Legen Sie sich doch hin, die Reihe ist ja frei!" „Ich soll doch angeschnallt bleiben," entgegne ich, „falls Turbulenzen auftreten." „Dann wecke ich Sie!" sagt sie, klappt die Armlehnen meiner Sitzreihe hoch und räumt die überzähligen Kissen weg. So eine Freundlichkeit ist mir auf all meinen Flügen noch nie begegnet! Dankbar lege mich hin. Es würde mich nicht wundern, wenn sie mich noch zudecken würde, denke ich und kann tatsächlich – das erste Mal in meinem Leben – im Flugzeug schlafen und ohne die Kopfschmerzen aufwachen, die mich sonst immer bei Schlafmangel begleiten.

Wir landen pünktlich in Frankfurt. In dem Zubringer zwischen Flugzeugtür und Terminal gibt es einen kleinen Stau. Hinter einer Biegung sehe ich den Grund hierfür und erschrecke: Zwei Polizisten kontrollieren direkt am Flugzeug die Pässe der Fluggäste! Sollte die Kontrolle meinetwegen stattfinden? „Unsinn", denke ich, und hole meinen Pass hervor. Als die Polizisten die rote Farbe des deutschen Passes von weitem sehen, winken sie mich schnell durch. Offensichtlich kontrolliert man nur auf illegale Einwanderer! Ich atme erleichtert auf.

Auch weiterhin geht alles glatt wie nie. Die eigentliche Passkontrolle ist elektronisch und problemlos. Kaum komme ich am Gepäckband an, wird gerade mein Koffer auf das Fließband gelegt. In Rekordzeit bin ich am Fernbahnhof. Mein Zug soll in zwei Stunden kommen. Vorsichtshalber frage ich im Reisezentrum nach, ob ich tatsächlich keine Zugfahrkarte brauche. „Doch", sagt die Dame hinter dem Schalter mir, „ohne Fahrkarte dürfen Sie nicht in den Zug! Aber ich will mal nachschauen, ob Sie bei uns im System gelistet sind." Und tatsächlich kennt ihr Computer mich. „Ich kann Ihre Fahrkarte ausdrucken!", sagt sie und tut es. „Wo warte ich die zwei Stunden am besten?", frage ich, weil es in dem Bahnhof doch recht kühl und zugig ist. „Mit dieser Fahrkarte können Sie jeden Zug nach Düsseldorf benutzen," antwortet sie. „Der nächste ICE fährt in zehn Minuten!"

In Düsseldorf steht der Zug in meine Heimatstadt schon auf einem anderen Gleis bereit. Und dort angekommen, scheint der Bus am Busbahnhof nur auf mich gewartet zu haben, denn kaum bin ich eingestiegen, fährt er schon los.

Die ganze Heimreise empfinde ich als ein liebevolles Abschiedsgeschenk Gottes. Sicher, es sind nur einige Kleinigkeiten, und es hätte anders auch geklappt. Aber dahinter sehe ich Gott lächeln ...

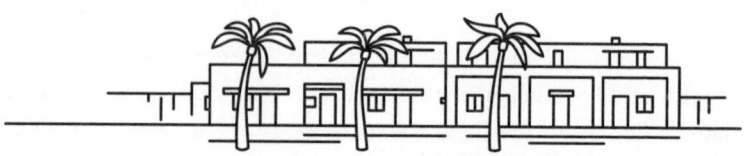

Alles Ding währt seine Zeit,
Gottes Lieb' in Ewigkeit!
PAUL GERHARDT
(1607–1676)

Wie geht es weiter?

Unerbittlich ist die Zeit vorangeschritten, Tag für Tag, Monat für Monat, Jahr um Jahr. Manchmal ersehnt, manchmal gefürchtet – schließlich ist er doch gekommen: der Tag meiner Pensionierung, an dem ich das gesetzliche Rentenalter erreicht habe. Leicht gefallen ist es mir nicht, meinen Dienst vor Ort zu beenden. Zu akzeptieren, dass man zu alt dafür ist, eine solche Aufgabe fortzuführen, ist schwer. In Pakistan sollen Chirurgen mit sechzig Jahren in Rente gehen, so will es die Regierung. Will man damit vielleicht verhindern, dass die Operationsnarben Wellenlinienform annehmen?

Einerseits schreckt mich der Gedanke, dass nun manche lebenswichtigen Operationen nicht oder zu spät durchgeführt werden. Auch sorge ich mich um das wirtschaftliche Überleben des Krankenhauses und damit der vielen Mitarbeiter, die ich von Herzen liebgewonnen habe.

Andererseits sind die vielen Jahre unter Extrembedingungen nicht spurlos an mir vorübergegangen. Die Kräfte lassen tatsächlich nach. Nächtliche Operationen fallen mir immer schwerer. Ich möchte nicht warten, bis mir jemand anerkennend auf die Schulter klopfend sagt: „Das hast du aber gut gemacht!" – und das genaue Gegenteil meint.

Ich bin sicher, dass Gott schon längst vorausgeplant hat. Ich vertraue darauf, dass Er weiterhin Menschen für diese schwierige Aufgabe vorbereitet und beruft – so wie Er es mit mir getan hat.

Für alle Sparten ist Platz in unserem Krankenhaus: für Ärztinnen, Ärzte, Krankenschwestern- und Pfleger, Laboranten, Verwaltungsfachleute, Lehrer, theologische Mitarbeiter, jede Art von Handwerkern. Für Kurzzeitler sind wir ebenso dankbar wie für langfristige Mitarbeiter.

Wenn es auch aus menschlicher Sicht viele Schwierigkeiten zu überwinden gilt: Bei Gott ist kein Ding unmöglich.

Ja, es wird immer schwieriger, ein Visum zu bekommen. Ja, auf absehbare Zeit kann man nicht erwarten, dass die Einschränkungen vor Ort gelockert werden. Ja, das Klima wird sich auch in Zukunft nicht freundlicher gestalten.

Aber Gott hat für alle diese Dinge eine Lösung parat. Sein ureigenstes Anliegen bleibt bestehen: Er sucht Menschen, die Seine Liebe in diesen abgelegenen Teil der Welt bringen, durch Wort und Tat. Vorbereitet ist alles schon von langer Hand. Das Einzige, was Er noch braucht, ist deine Zustimmung:

„Ja, ich will gehen."

Seid jederzeit bereit zur Verantwortung gegen jeden,
der Rechenschaft von euch fordert über die Hoffnung,
die in euch ist.

1. PETRUS 3,15B

Epilog

Nach fast zwölf Jahren hauptamtlichen Missionsdienstes bin ich wieder zurück in Deutschland! Mit dankbarem Herzen berichte ich immer wieder gerne von dieser überaus wertvollen Zeit in meinem Leben. Aber gleichzeitig stelle ich mir die Frage: Was bleibt von meiner Arbeit vor Ort?

Ich bin zuversichtlich, dass die mühsam erworbenen medizinischen Errungenschaften erhalten bleiben: zum Beispiel die fleißig eingeübten Hygienemaßnahmen vor allem im OP, aber auch auf den Stationen und in den Ambulanzen. Sicher wollen die Mitarbeiter weiterhin die Wundinfektionsraten niedrig halten, auf die wir im Vergleich mit anderen Krankenhäusern so stolz gewesen sind!

Ein besonderes Anliegen war mir die Förderung von Verantwortungsgefühl für die Patienten sowie die Entwicklung einer geduldigen und liebevollen Art der Kommunikation mit Patienten und Angehörigen, was in dieser Kultur beileibe nicht selbstverständlich ist, in anderen Kulturen übrigens auch nicht.

Vor allem aber die Babystation liegt mir sehr am Herzen. Das Besondere dort ist die Herausforderung, Patienten rund um die Uhr zu betreuen, die völlig und ausschließlich auf die lebensrettende Fürsorge der Mitarbeiter angewiesen sind. Eine kurze Unaufmerksamkeit, und schon kann eine plötzliche Apnoe* zum Tod eines Frühgeborenen führen. Schon die Schwesternschülerinnen lernen dort, was es heißt, persönliche Verantwortung zu übernehmen. Zum Beispiel schalten die Mütter gerne den Atemmonitor* aus, wenn sie das Kind zum Stillen aus dem Inkubator nehmen, und vergessen oft, ihn nachher wieder einzuschalten. Es ist eine Kleinigkeit und doch oft lebensentscheidend, den Schalter zu kontrollieren!

Wie ermutigend ist auch für die dort lebenden Christen zu erfahren, dass in aller Welt Menschen um ihre Probleme wissen und solidarisch im Gebet hinter ihnen stehen. Ja, dass sogar immer wieder Christen aus dem reichen Westen kommen, um praktisch mitzuhelfen, auszubilden, gemeinsam mit ihnen Christsein praktizieren. Mit wie viel Freude und Stolz erzählen die Mitarbeiter bei jeder Gelegenheit, was sie von den Missionaren über all die Jahrzehnte gelernt hätten!

Natürlich hoffe ich auch, dass die Kinder, die mit mir ein Instrument gelernt haben, davon weiterhin in Familie und Gemeinde Gebrauch machen und auch Möglichkeiten bekommen, diese Fertigkeiten weiterzuentwickeln!

Und was bleibt in meinem Leben?

Es ist ein fesselndes Erlebnis, ganz in eine fremde Kultur einzutauchen, von der man vorher nur gehört oder gelesen hat. Plötzlich erfährt man, wie es ist, ohne die unreflektierten, als selbstverständlich betrachteten Privilegien zu leben, die wir gewohnt sind. Man wird dankbar dafür, dass überhaupt Wasser aus der Leitung kommt oder Strom vorhanden ist. Immer noch staune ich über das vielfältige Warenangebot in unseren Geschäften, vor allem über Dinge, die kein Mensch zum Überleben braucht. Wie gegensätzlich sind die Bedingungen, unter denen die einheimische Christen leben müssen – und trotzdem versuchen, es den ausländischen Mitarbeitern so bequem wie möglich zu machen! Wie viel Aufopferung und Hilfsbereitschaft habe ich erlebt, die mir ein großes Vorbild geworden sind!

Bleiben wird auch die Verbindung mit den einheimischen Christen, mit denen ich so viele bewegende und herausfordernde Erlebnisse hatte. Wie oft haben wir gemeinsam in ausweglos erscheinenden Situationen gebetet – und Gott hat gehört! Ebenso bin ich zutiefst dankbar für die Missionarskollegen, die ich im Land getroffen und mit denen ich manchmal über längere Zeit zusammenarbeiten durfte. Was konnte man von den ob ihrer Herkunft so verschiedenen Menschen alles lernen: Gottvertrauen und Glaubensmut, Leidensbereitschaft, bereitwilliges Opfern von Zeit und Geld, aber auch Durchsetzungsvermögen und Pragmatismus. Und ich freue mich über die vielen Einladungen zu Besuchen in aller Welt, von denen ich so viele wie möglich wahrnehmen möchte.

Zudem durfte ich in meinem persönlichen Glaubensleben wachsen. Täglich zu erleben, wie Gott zu seinen Versprechen steht und sich auf Ihn verlassen zu können, erfüllt mich mit tiefer Dankbarkeit. Ich habe gelernt, dem Gott unbegrenzt zu vertrauen, der mich geschaffen, vorbereitet, berufen, begleitet, getragen und in all den Jahren nie im Stich gelassen hat.

„Hätte ich gewusst, was alles auf mich zukommt, was hätte ich anders gemacht?" So frage ich mich manchmal. Natürlich hätte ich –

nicht nur im Studium – besser aufgepasst und mehr Fortbildung betrieben. Über die eigenen Fachgrenzen hinausgeschaut und so viel wie möglich von anderen Gebieten gelernt zu haben, hätte mir viele Situationen erleichtert.

Es hat mir auch nicht geschadet, dass ich mich im Vorfeld mit Sprache und Kultur auseinandergesetzt habe. Zum einen bewahrte es mich davor, gleich am Anfang in ein Fettnäpfchen zu treten, zum anderen beflügelte es die Vorfreude und weckte das Verlangen nach Vertiefung.

So ist es mein Rat an alle, die einen Missionseinsatz in einer fremden Kultur in Erwägung ziehen: So viel Vorbereitung wie möglich! In fachlicher wie auch in geistlicher Hinsicht. Geistliche Vorbereitung heißt: So nah wie möglich an Gottes Herzen zu bleiben, auf Ihn zu hören in Bibellesen, Hören von Predigten oder in der Gemeinschaft mit Glaubensgeschwistern. Und es bedeutet auch, sich selbst nicht so wichtig zu nehmen. Der Ausspruch Johannes des Täufers war für mich besonders hilfreich: „ER muss wachsen, ich aber abnehmen." (Johannes 3,30)

Und was sind meine weiteren Pläne?

Die meisten Mitarbeiter im Krankenhaus waren der Meinung, dass ich in Deutschland wieder als Arzt arbeiten würde. In Pakistan wird aus finanzieller Not meistens über das Rentenalter hinweg gearbeitet. Für eine ärztliche Tätigkeit in Deutschland bin ich jedoch gründlich „verdorben". Jahrelang habe ich fast täglich mit einfachsten Mitteln Leben gerettet. Und jetzt soll ich mir in einem der medizinisch bestversorgten Länder der Welt das Jammern auf hohem Niveau anhören? Den überheblichen Forderungen einer Gesellschaft dienen, die die eigene Gesundheit als ein Grundrecht ansieht? Das würde mir vor dem Hintergrund meiner Erfahrungen außerordentlich schwerfallen. Außerdem sind in den vergangenen zwölf Jahren so viele neue Entwicklungen in der Medizin vor sich gegangen, dass es sehr viel Zeit und Energie kosten würde, mich wieder einzuarbeiten. Vorstellen könnte ich mir aber, in Kurzzeiteinsätzen weiterhin in Missionskrankenhäusern auszuhelfen oder andere Ärzte einzuarbeiten.

Am wichtigsten aber bleibt für mich, auf Gottes Stimme zu hören: „Doch nicht mein Wille, sondern der deine geschehe!" (Lukas 22,42)

Der direkte Draht zum Autor:

dr.klaus@weber-ge.de

Erläuterungen

Abbotabad	Pakistanische Großstadt, 120 Kilometer entfernt von der Hauptstadt Islamabad. Hier wurde 2011 Osama bin Laden von einer amerikanischen Spezialeinheit aufgespürt und getötet.
Abdominal flap	Bauchlappenplastik. Operationstechnik für Hauttransplantationen an Risikostellen.
Alt-Insulin	Sofort wirksames wasserlösliches Insulin, das nicht an eine Kristallsuspension gebunden ist, was die Aufnahme in den Körper verzögern würde.
Ammah	Urdu-Wort für „Mutter". Ältere Frauen werden oft liebevoll so genannt, auch von Fremden.
Apnoe	Atemstillstand. Bei Frühgeborenen wegen der Unreife des Atemzentrums eine der häufigsten Todesursachen.
Approbation	Offizielle behördliche Erlaubnis, den Arztberuf auszuüben.
Atemmonitor	Elektronisches Gerät, das ein akustisches Warnsignal abgibt, wenn keine Atembewegungen mehr registriert werden.
Beckenendlage	Früher auch „Steißlage" genannt: Das Kind kommt mit dem Gesäß zuerst auf die Welt. Bei den meisten Geburten besteht eine Schädellage, das heißt, der Kopf ist der führende Körperteil. Geburten aus Beckenendlage sind meist komplizierter.

Blaise Pascal	Französischer Mathematiker und christlicher Philosoph (1623–1662): „Wie bringst du Gott zum Lächeln? Indem du Ihm deine Pläne erzählst!"
Charity	Beihilfe für Arme, wobei wir nach Möglichkeit versuchen, wenigstens einen symbolischen Beitrag der Familie zu veranschlagen. Charity wird komplett durch Spenden finanziert.
Church of Pakistan	Allianz verschiedener protestantischer christlicher Kirchen in Pakistan, gegründet 1970. Die Church of Pakistan ist ähnlich organisiert wie die Anglikanische Kirche. Den acht Diözesen steht jeweils ein Landesbischof vor.
Compound	Das Krankenhausgelände. Es ist von einer hohen Mauer umgeben und nur durch das „Gate", ein Tag und Nacht bewachtes Tor, zugänglich.
Darmperforation	Darmdurchbruch. Ein oft minimal kleines Loch in der Darmwand lässt Darminhalt in die freie Bauchhöhle austreten. Dieser verursacht regelmäßig eine schwere lebensgefährliche Bauchfellentzündung.
Diabetes mellitus	Zuckerkrankheit
Diabetisches Koma	Bewusstlosigkeit infolge einer hochgradigen Überzuckerung des Blutes. Immer ein lebensgefährlicher Zustand, der intensivmedizinische Betreuung verlangt.
Diazepam	Wirkstoff eines stark süchtig machenden Schlafmittels, bekanntester Handelsname ist Valium®.

Drittgradige Verbrennung	Zerstörung tieferer Hautschichten. Die Haut kann sich nicht mehr regenerieren wie bei erst- und zweitgradigen Verbrennungen, sondern muss chirurgisch entfernt werden.
Dubai	Hauptstadt des Emirats Dubai und die größte Stadt der Vereinigten Arabischen Emirate (VAE) am Persischen Golf. Entfernung: ca. 2.000 km Luftlinie von Pakistan.
Ekzem	siehe „Hitzeekzem"
Embolie	Gefäßverstopfung, meist durch ein Blutgerinnsel.
Endoskopische Operationen	„Schlüssellochchirurgie". Zur Vermeidung großer Schnitte werden mehrere kleinere gemacht, durch die dann eine Kamera und Instrumente eingeführt werden, ein heute allgemein übliches Verfahren.
Endotracheal	In der Luftröhre gelegen. Ein Röhrchen (Tubus) wird durch den Kehlkopf in die Luftröhre geschoben, durch das Flüssigkeiten abgesaugt werden können, aber durch das auch beatmet werden kann.
Fetal distress	Bezeichnung für eine lebensgefährliche Situation für das ungeborene Kind.
GPA	Growing Participator Approach, eine unter Sprachwissenschaftlern umstrittene Sprachlernmethode. Der Akzent liegt anfangs weniger auf Orthographie und Grammatik, sondern auf zunehmender sprachlicher Interaktion mit dem Ziel, schnellstmöglich ein passables Kommunikationsniveau zu erreichen.

Hämoglobin	Roter Blutfarbstoff, der die roten Blutkörperchen ausfüllt. Normalwert bei Männern ist 14–18 g/dl. Hämoglobin ist für den Sauerstofftransport im Blut notwendig.
Hauttransplantat	Frei verpflanzte dünne Hautschicht, die in der Regel vom Oberschenkel abgeschält wird. Sie wächst auf gut durchblutetem Untergrund meist gut an. Die Entnahmestelle heilt innerhalb kurzer Zeit narbig ab.
Hernie	Eingeweidebruch. Bauchinhalt wölbt sich durch eine Lücke in der Bauchwand unter der Haut vor. Am häufigsten sind Leistenbrüche und Nabelbrüche.
Hitzeekzem	Durch Hitze hervorgerufener nicht-infektiöser Hautausschlag
Indus	Mit 3.180 km der längste Fluss Pakistans. Entspringt im chinesischen Transhimalaya, durchschneidet den Himalaya und mündet in der Nähe von Karachi ins Arabische Meer.
Indikation	Die Erfordernis oder die Erlaubnis zu einer Behandlungs- oder Untersuchungsmethode
Infertilität	Unfruchtbarkeit. Man spricht von primärer Unfruchtbarkeit, wenn noch nie eine Schwangerschaft vorgelegen hat. Eine sekundäre Unfruchtbarkeit besteht, wenn die Frau nach einer vorangegangen Schwangerschaft nicht erneut schwanger wird.
Inkubator	Brutkasten für Babys. Problematisch, wenn für längere Zeit der Strom ausfällt. Oft müssen die Schwestern dann Wärmflaschen in die Inkubatoren legen.

Intramuskulär	Das Medikament wird in einen Muskel gespritzt, vorzugsweise in den Gesäßmuskel. Im Vergleich zu der intravenösen* Gabe erfolgt die Aufnahme des Wirkstoffs in den Körper viel langsamer.
Intravenös	Das Medikament wird über eine Kanüle direkt in eine Vene gegeben.
Intubation	Einführen eines Beatmungsschlauches in die Luftröhre.
Islamabad	Hauptstadt von Pakistan. Hat zusammen mit der direkt angrenzenden Zwillingsstadt Rawalpindi drei Millionen Einwohner. Wurde erst in den 60er-Jahren entworfen und errichtet.
Kabul	Hauptstadt von Afghanistan, liegt 1.800 m hoch und hat mehr als vier Millionen Einwohner. Über 3.500 Jahre alt!
Kohistan	„Land der Berge". Landschaft im Osten von Khyber Pakhtunkhwa (eine der vier Provinzen Pakistans) mit sehr armer Bevölkerung.
Laryngoskop	Eine Art Taschenlampe für den Rachen mit einem Zungenspatel, der die Zunge zurückdrückt, um den Kehlkopf sehen zu können.
MdE	Minderung der Erwerbsfähigkeit. Bei einer MdE von unter 20 % wird laut Gesetz nicht entschädigt.
Medical Superintendent	Ärztlicher Direktor des Krankenhauses, verantwortlich für alle medizinischen Belange und die Ärzte. In früheren Zeiten war der Medical Superintendent gleichzeitig der Verwaltungsdirektor.

Mekoniumaspiration	Mekonium ist der erste Stuhlgang eines Babys, der bei längeren Geburten schon im Mutterleib abgeht und das Fruchtwasser verunreinigt. Manchmal gelangt es beim ersten Atmen in die Lunge (Aspiration) und verursacht schwere Atemschwierigkeiten.
Milzruptur	Milzriss, aus dem es praktisch immer in die freie Bauchhöhle hineinblutet. Große Milzrisse führen innerhalb weniger Stunden, manchmal sogar Minuten, zum Tod durch Verbluten. Kleinere Milzrupturen können oft tagelang vor sich hin bluten und erst spät Symptome hervorrufen.
Morphin	Starkes zentral wirkendes Schmerzmittel, was aber durch die Plazenta auch in den kindlichen Kreislauf gelangt. Morphin hemmt das Atemzentrum des Neugeborenen und kann dazu führen, dass das Kind nach der Geburt nicht zu atmen anfängt.
Murree (sprich „Marri")	Touristenort für Bessergestellte in den Bergen nordöstl. von Islamabad, 2.300 m ü.NN. Im Zentrum befindet sich die Holy Trinity Church mit weithin sichtbaren Turm.
Nekrosen	Abgestorbenes Gewebe, was immer entfernt werden muss, wenn die Wunde heilen soll.
NOC	Non Objection Certificate, Unbedenklichkeitsbescheinigung. In meinen ersten Jahren wurde es von den lokalen Behörden ohne Probleme und vor allem kurzfristig ausgestellt, seit einigen Jahren ist aber das Innenministerium in Islamabad dafür zuständig. Weil der Antragsteller nun vom Geheimdienst überprüft wird, dauert es manchmal Monate.

Only for you	Hier: nur um deinetwillen!
Ovarialzysten	Flüssigkeitsansammlungen im Eierstock, können durchaus 20 Zentimeter im Durchmesser groß werden.
Ovulation	Eisprung. Ovulationsfördernde Medikamente bewirken eine schnellere Eireifung im menschlichen Eierstock, manchmal auch von mehreren Eiern gleichzeitig. Wenn die Samenzellen (Spermien) auf mehrere reife Eier stoßen, entstehen Mehrlinge.
Paschtu	Zusammen mit Dari offizielle Amtssprache in Afghanistan. Wird von den Paschtunen gesprochen, die auf beiden Seiten der pakistanisch-afghanischen Grenze leben. Es gibt mehrere Dialekte, die sich erheblich voneinander unterscheiden.
Peshawar	Landeshauptstadt der pakistanischen Provinz Khyber-Pakhtunkhwa (früher North-West Frontier Province), in der auch unser Krankenhaus liegt. Peshawar hat etwa zwei Millionen Einwohner und ist mit einer Ersterwähnung 539 vor Christus die älteste Stadt Pakistans.
Physiologie	Lehre von den normalen Funktionen des Organismus (z.B. Verdauung, Atmung, Kreislauf) als Grundlage für das Verständnis von Krankheiten und Fehlfunktionen.
Plastische Chirurgie	Chirurgie, die sich mit formverändernden oder wiederherstellenden Eingriffen an Organen oder Gewebeteilen beschäftigt.
Plazenta	Der Mutterkuchen, Verbindungsorgan zwischen mütterlichem und kindlichem Blutkreislauf, in

dem das kindliche Blut mit Sauerstoff aufgesättigt wird. Normalerweise wird die Plazenta kurze Zeit nach der Geburt ausgestoßen und damit die Wehentätigkeit beendet („Nachgeburt").

Pneumothorax
Durch ein Leck in der Lungenoberfläche gelangt Luft in den Spaltraum zwischen Lungenfell (der „Haut", die die Lunge umschließt) und dem Rippenfell (der Innenauskleidung des Brustkorbs). Die Lunge fällt auf dieser Seite in sich zusammen und steht für die Sauerstoffaufsättigung des Blutes nicht mehr zur Verfügung. Bei manchen Lungenerkrankungen gibt es Verklebungen zwischen Lungen- und Rippenfell, die ein komplettes Zusammenschnurren der Lunge verhindern.

Rawalpindi
Zwillingsstadt der Hauptstadt Islamabad

Reanimation
Wiederbelebung, Kombination aus Herzmassage und Beatmung.

Reposition
Zurückführen gebrochener Knochenteile in die anatomisch richtige Lage.

Restricted area
Aus militärischen Gründen für Ausländer gesperrtes Gebiet. Zugang bekommt man nur nach intensiver Durchleuchtung durch den pakistanischen Geheimdienst.

Sandrasselotter
Engl. „saw-scaled viper" (Echis carinatus). Ihr Gift legt die Blutgerinnung lahm und führt unbehandelt zum inneren Verbluten.

Sphinkter
Schließmuskel für den Darmausgang. Oft kommt es unter der Geburt zu Dammrissen. Wenn der Riss bis zum Sphinkter reicht und nicht erkannt wird, droht eine Stuhlinkontinenz.

Spina bifida	„Offenes Rückgrat". Eine Fehlbildung des sogenannten Neuralrohrs während der Embryonalentwicklung, die dazu führen kann, dass das Rückenmark offen liegt und nicht mehr von Haut bedeckt ist. Geht oft mit einer querschnittsartigen Lähmung einher.
Spinalanästhesie	„Rückenmarksbetäubung". Ein Betäubungsmittel wird direkt in den Rückenmarkskanal gespritzt und führt zu einer sofortigen Schmerzfreiheit in der unteren Körperhälfte.
Sprunggelenk	Das obere Sprunggelenk ist für das Heben und Senken des Fußes zuständig, das untere Sprunggelenk für das Auswärts- und Einwärtsknicken des Fußes.
Tag der Republik	Am 23. März 1956 wurde die erste pakistanische Verfassung beschlossen und der Islamische Staat Pakistan ausgerufen. Zusammen mit dem Unabhängigkeitstag am 14. August (seit 1947) ist der 23. März der höchste staatliche Feiertag in Pakistan.
Tetanus	Wundstarrkrampf. Neugeborenentetanus entsteht durch Verunreinigung der Nabelschnur und ist zu fast 100 % tödlich. Durch Impfkampagnen für Schwangere ist die Inzidenz fast überall auf der Welt drastisch zurückgegangen, nur noch wenige Länder, u.a. Pakistan, verzeichnen Fälle von Neugeborenentetanus.
Thoraxdrainage	Ein Schlauch wird in den Raum zwischen Brust- und Lungenfell eingeführt und mit einem Gerät verbunden, das einen dauernden Unterdruck erzeugt. Dadurch kann sich die Lunge wieder ausdehnen und funktionsfähig werden.

UPS-System	Uninterrupted Power Supply. Ein intelligentes elektronisches Gerät, das eine Batterie teils mit Solarstrom, teils mit Strom vom Elektrizitätswerk speist und die langen Stromausfälle überbrückt.
Urdu	Offizielle Amtssprache in Pakistan und großen Teilen Indiens. Die Sprache hat eigene Schriftzeichen, die den arabischen Zeichen ähneln. Text wird von rechts nach links, Zahlen werden von links nach rechts geschrieben.
Uterusruptur	Zerreißen der Gebärmutterwand während der Geburt. Das Kind gelangt in die freie Bauchhöhle und stirbt, weil meistens auch die Plazenta (der Mutterkuchen) mit ausgestoßen wird. Viele Mütter verbluten innerhalb kurzer Zeit.
Vitalfunktionen	Das Messen von Blutdruck, Puls, Temperatur und Sauerstoffsättigung.
Wagon (sprich „Wägn")	Privatleute, die einen Kleinbus (Wagon) besitzen, betreiben eine Art von öffentlichem Transport. Sie stellen sich an einen Halteplatz, wo sie den Zielort ausrufen und warten, bis sich der Bus gefüllt hat. Erst dann fahren sie ab. Es gibt keinen Fahrplan und keinen Komfort, dafür ist die Fahrt nach unseren Verhältnissen spottbillig.
Zyanotisch	Blausüchtig. Bei Sauerstoffmangel hat das Blut eine dunkle Farbe. Die Haut erscheint dadurch bläulich.

Damit Menschen Gott begegnen

So wie „Dr. Klaus" sind weltweit rund 350 Mitarbeiter mit der DMG im Einsatz, in etwa 60 verschiedenen Ländern. Sie geben die gute Botschaft von Jesus Christus in Wort und Tat weiter und arbeiten in ganz unterschiedlichen Bereichen: An Schulen, in medizinischen Diensten, Teamleitung, Kunst, theologischer Ausbildung, Kinder-, Jugend- und Sozialarbeit, Evangelisation oder in Medienprojekten und unterstützenden Aufgaben.

Auf dem Buchenauerhof bei Sinsheim befindet sich die DMG-Heimatzentrale: Ein Ort des Gebets, ein Zuhause für Missionare im Heimataufenthalt und der Arbeitsplatz für Dienste im Hintergrund, zum Beispiel in Buchhaltung, Personalbetreuung und Öffentlichkeitsarbeit.

Danke, wenn auch Sie sich an Gottes Mission beteiligen: Im Gebet für die Völker dieser Welt und in dem Anliegen, die Gute Nachricht von Jesus bekannt zu machen.

Damit Menschen Gott begegnen.

Aktuelles aus der weltweiten Arbeit:
Auf 🌐 **www.DMGint.de** und in Social Media:

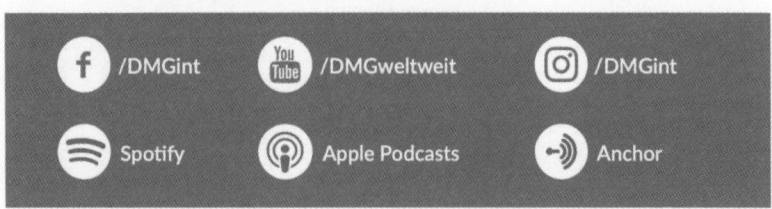

Aktiv mitmachen?

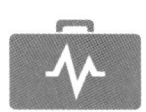

IMPULSREISEN
Mission kennen lernen, Begabung entdecken, Neues erleben.

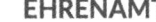

EHRENAMT
Glauben vertiefen, sich mit den persönlichen Gaben beteiligen.

JAHRESEINSÄTZE
in Deutschland: Im Buchenauerhof-Jahresteam oder beim kids-team.

JOB4JESUS
Beruf = Berufung? Erfahrung und die eigene Arbeit einbringen.

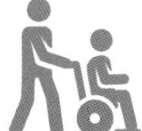

FREIWILLIGEN-DIENST im Ausland: Praktisch helfen, Kulturen entdecken, Gemeinschaft leben.

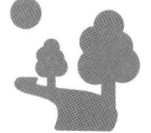

LANGZEIT-EINSATZ
Botschafter sein. Ganzheitlich und nachhaltig arbeiten.

KURZEINSATZ
6-24 Monate Mission aktiv erleben, Jesus bekennen.

THEOGO!
Auslandseinsatz in Kombination mit kurzer theologischer Ausbildung.

Sprechen Sie uns an!

DMG interpersonal e.V.
Buchenauerhof 2
74889 Sinsheim

Tel. / Whatsapp: 07265 959-100
E-Mail: Kontakt@DMGint.de

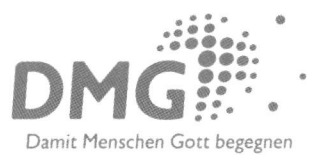

DMG
Damit Menschen Gott begegnen

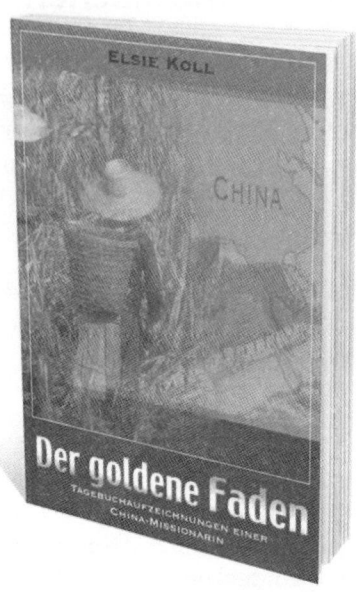

Elsie Koll
Der goldene Faden
Pb., 176 S., Artikelnummer: 304535

Elsie Kolls Aufzeichnungen wirken frisch und ungekünstelt. Sie hat in einem reichen Leben Höhen und Tiefen erlebt, Versuchungen und Siege, Krieg und Frieden.

Durch diese Zeiten hindurch entdeckte sie immer wieder einen „goldenen Faden" – einen Plan, den Gott mit ihr verfolgte.

In den Jahren 1923–1946 verband sie die Arbeit auf dem Missionsfeld in China mit ihrer Arbeit als Mutter und Ehefrau und empfand ihr Leben als reich und erfüllt.

Dieses Buch spornt an, Glauben nachzuahmen und Gott auch die kleinen alltäglichen Dinge anzuvertrauen. So wird der „goldene Faden" auch heute noch im Leben eines jeden Christen sichtbar werden.